Prof. Dr. med. Dr. rer. nat. Heinrich Wrba
Dr. med. Otto Pecher

Enzyme

Wirkstoffe der Zukunft
Stärkung des Immunsystems durch Enzymtherapie

Entzündungen / Rheuma
Viruserkrankungen / Krebs

ecomed-Umweltinformation
Dieses Buch wurde auf chlor- und säurefreiem Papier gedruckt.
Unsere Verlagsprodukte bestehen aus umweltfreundlichen und ressourcenschonenden Materialien. Wir sind bemüht, die Umweltfreundlichkeit unserer Werke im Sinne wenig belastender Herstellverfahren der Ausgangsmaterialien sowie Verwendung ressourcenschonender Rohstoffe und einer umweltverträglichen Entsorgung ständig zu optimieren. Dabei sind wir bestrebt, die Qualität beizubehalten bzw. zu verbessern. Schreiben Sie uns, wenn sie hierzu Anregungen oder Fragen haben.

Prof. Dr. med. Dr. rer. nat. Heinrich Wrba
Dr. med. Otto Pecher

Enzyme

Wirkstoffe der Zukunft
Stärkung des Immunsystems
durch Enzymtherapie

Entzündungen / Rheuma
Viruserkrankungen / Krebs

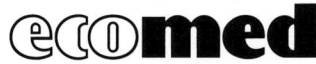

Die Deutsche Bibliothek – CIP-Einheitsaufnahme

Wrba, Heinrich:
Enzyme : Wirkstoffe der Zukunft ; Stärkung des Immunsystems durch Enzymtherapie ; Entzündungen, Rheuma, Viruserkrankungen, Krebs / Heinrich Wrba ; Otto Pecher. [Hrsg. von Hans Hermann von Wimpffen]. – Landsberg : ecomed, 1998
Engl. Ausg. u.d.T.: Wrba, Heinrich; Enzymes
ISBN 3-609-51520-1

Bildquellenverzeichnis:
S. 66 © Boehringer Ingelheim International GmbH, Dr. Karl Thomae GmbH, Biberach an der Riß, Fotograf Lennart Nilsson.
S. 12: David Dressler und Huntington Potter, „Discovering Enzymes", © 1991 by David Dressler; Nachdruck mit freundlicher Genehmigung von W. H. Freeman und Company.
S. 23, S. 37, S. 56, S. 64, S. 72, S. 87, S. 89, S. 91, S. 126: Mucos Pharma, Geretsried.
S. 13, S. 14, S. 27, S. 30, S. 47, S. 54, S. 55, S. 57, S. 59, S. 60, S. 73, S. 75, S. 76, S. 93, S. 95, S. 97, S. 98, S. 108, S. 109, S. 122, S. 124, S. 125, S. 135, S. 136, S. 139, S. 141: Mucos Pharma, Geretsried / Erika Holzach, Teledesign, München.
S. 48, S. 49, S. 50: Sandoz Pharma AG, Basel, Schweiz.
S. 52: Prof. Dr. Heinrich Wrba.

Enzyme
Prof. Dr. med. Dr. rer. nat. Heinrich Wrba, Dr. med. Otto Pecher
Herausgegeben von Dr. Hans Hermann von Wimpffen
© 1998 ecomed verlagsgesellschaft AG & Co. KG
Rudolf-Diesel-Str. 3, 86899 Landsberg
Telefon 08191/125-0, Fax 08191/125-292, Internet: http://www.ecomed.de

Printed in Germany 510520/698215
ISBN 3-609-51520-1

Inhalt

Inhalt   5

Einführung   9

Die Kraft des Lebens   9

Das Wesen der Enzyme   11
Komplexe Struktur   11
Wie groß sind Enzyme?   15
Schwierige Einteilung   16
Nutzung der Enzyme   17

Systemische Enzymtherapie – ein Überblick   19

Geschichtlicher Hintergrund   19
Der Vater der Systemischen Enzymtherapie   20

Welche Enzyme werden verwendet?   23
Wer kontrolliert die Proteasen?   25
Qualität ist wichtig.   27

Was bedeutet – „Systemisch"?   28
Werden die Enzyme wirklich vom Körper aufgenommen? . .   28

Einnahmehinweise   31
Warum so viele Tabletten einnehmen?   31
Individuelle Dosierung   32
Nebenwirkungen   32
Wer sollte auf die Systemische Enzymtherapie verzichten? . .   33
Enzyminjektionen – nur in der Klinik!   33
Kombination mit anderen Therapieverfahren   34

Viele Krankheiten und nur ein Therapiekonzept? . .   37

Sind Enzyme Wundermittel?   37

Gibt es eine Gemeinsamkeit aller Erkrankungen?   39
Besonderheiten des Lebens   39
Ohne Enzyme ist das Leben nicht möglich   40
Komplexe Enzymsysteme sichern auch das Überleben   44
Zelluläre Immunabwehr – spezifisch und unspezifisch   47

Humorale Immunabwehr 52
Ist das Immunsystem der gemeinsame Nenner ? 63
Systemische Enzymtherapie – wie wirkt sie sich aus? 65
Ganzheitliche Therapie 68

Anwendungsgebiete 71

Entzündungen 71
Entzündung allgemein 71
Beispiele häufig vorkommender Entzündungen. 78
Operationen und Verletzungen 83
Sportmedizin 85

Gefäßerkrankungen 88
Gefäßerkrankungen allgemein 88
Arteriosklerose 89
Venenleiden 92
Spätschäden durch Thrombosen 94
Lymphödem 96

Virusinfektionen 96
Viren allgemein 97
Viren bleiben im Körper 99
AIDS 103

Vieles heißt „Rheuma" 104
Der entzündliche Gelenkrheumatismus 105
Degenerativer Gelenkrheumatismus 113
Muskel- und Weichteilrheumatismus 115

Autoimmunerkrankungen – immer mehr Bedeutung 117
Analogie in der Ursache 117
Multiple Sklerose (MS) 120

Tumorerkrankungen 130
Krebsbehandlung 130
Abwehrsteigerung mit Enzymen –
Prophylaxe und Therapie 136
Sekundäre Prophylaxe –
Vorbeugung gegen Rückfälle und Tochtertumoren 140

Mastopathie 143

Zusammenfassung 145

Literatur 147
    Einführung – Grundlagen 147
    Entzündung 148
    Gefäße 149
    Virus 150
    AIDS 150
    Rheuma 151
    Autoimmunkrankheiten 151
    Tumoren 152

Stichwortverzeichnis 155

Einführung

Die Kraft des Lebens

Schon in grauer Vorzeit nutzten die Menschen Enzyme. Sie wußten, daß sich einfacher Trauben- oder Getreidesaft in eine Flüssigkeit verwandeln kann, deren Genuß angenehme Gefühle weckt. Diesen wundersamen Umwandlungsprozeß nannte man Gärung oder Fermentation.

Bei der Entstehung von Wein oder Bier entwickelt sich Wärme und man beobachtet aufsteigende Bläschen. Das entscheidende ist aber die Bildung einer feinen wolkigen Trübung, die sich schließlich auf dem Boden des Gefäßes absetzt. Schon in der Antike brachte man diese Substanz mit der Gärung in Verbindung und bezeichnete sie als Hefe. Die Vorstellungen darüber, wie die Gärung zustande kommt, gingen damals allerdings sehr weit auseinander. Das Geheimnis des Lebens und den wesentlichen Unterschied zur unbelebten Welt vermutete man in einer „Lebenskraft", zu der in der Vorstellung auch die „Reifung" und die „Alterung" gehörten. Die Gärung als Ausdruck von „Reifung" und „Alterung" im Sinne der „Lebenskraft" zu sehen, war eine eher philosophische Deutung. Auch in anderen Lebensbereichen der Menschen, z.B. bei der Käseherstellung und Ledergerberei, waren „wundersame Umwandlungen" der eigentliche Trick. Sollte es nicht auch einen Stoff geben, der eine beliebige Ausgangssubstanz in ein beliebiges Produkt – vorzugsweise Gold – verwandeln kann? Die Suche nach diesem „Stein der Weisen" blieb zwar erfolglos, aber es waren die Alchemisten des 12. Jahrhundert, denen es mit neuen Destillationsapparaten gelang, den Alkohol als das eigentliche Ergebnis der Gärung zu erkennen. Nun war klar, daß es sich bei der Gärung nicht um eine „Reifung" oder „Alterung" handelte, sondern daß eine neue Substanz – der Alkohol – entstanden war.

Im Jahre 1839 entwickelte der berühmte deutsche Chemiker Justus von Liebig (1803 – 1873) die Theorie, daß die Hefe beim Zerfall Schwingungen abgibt, die letztlich zur Bildung des Alkohols führen. Etwa zur gleichen Zeit veröffentlichten – unabhängig voneinander – der Anatom und Physiologe Theodor Schwann (1810 – 1882) und Charles Cagniard-Latour (1777 – 1859), ein französischer Erfinder, ihre Ergebnisse über die mikroskopische Untersuchung der Gärung. Ihre Feststellung, daß es sich bei der Hefe um lebende Organismen handeln muß, widersprach der geltenden Lehrmeinung ganz entschieden und wurde daher auch rundweg abgelehnt. Erst ein Vierteljahrhundert später griff der große französische

Wissenschaftler Louis Pasteur (1822 – 1895), der als Mitbegründer der Immunologie und Mikrobiologie gilt, diesen Gedanken wieder auf. Pasteur gelang der Nachweis, daß es lebende Mikroorganismen sind, die den Alkohol produzieren. Von Liebig vertrat dennoch eine andere Meinung: nicht der lebende Organismus selbst bewerkstelligt die Umwandlung, sondern ein Stoff, der aus diesen Zellen freigesetzt wird. Die entscheidende Frage war, ob diese Kraft der Umwandlung auch dann von diesem Stoff ausgeht, wenn die lebende Hefe nicht mehr vorhanden ist. Von Liebig hatte einen triftigen Grund, in eine andere Richtung zu denken als Pasteur. Man hatte bereits chemische Umwandlungen gefunden, die eindeutig nicht an lebende Zellen gebunden waren. Eine dieser Entdeckungen steht in engem Zusammenhang mit der Erforschung der Verdauung.

Ursprünglich dachten die Menschen, daß der Magen die Nahrung mechanisch zerkleinert. René-Antoin Ferchault de Réaumur (1683 – 1757), ein französischer Physiker, untersuchte den Vorgang der Verdauung genauer. Réaumur, dessen Bekanntheit aber auf die nach ihm benannten Temperaturskala zurückgeht, wies die fleischauflösende Wirkung des Magensaftes nach. Auf dieser Erkenntnis aufbauend versuchte Lazzaro Spallanzani (1729 – 1799), ein Italienischer Jesuitenpater und Naturforscher, der Funktion des Raubvogelmagens auf den Grund zu gehen. Dazu entwickelte er eine Technik, die das Überleben seiner Bussarde und Gabelweihen garantierte. Er ließ die Raubvögel eine teesiebartige Metallkapsel schlukken. In ihrem Innern befand sich ein Fleischstück. Nach einiger Zeit würgten die Tiere die unversehrte Metallkapsel wieder hervor – das Fleischstück aber war verschwunden. Spallanzani war sich sicher, daß allein der Salzsäureanteil des Magensaftes das Fleisch zersetzt. Erst fünfzig Jahre später fand man die richtige Erklärung. Theodor Schwann beschrieb 1836, daß der Magensaft ein „Ferment" enthält, das das Fleisch auflöst. Er nannte dieses Enzym „Pepsin".

Seinerzeit kam niemand auf die Idee, aus den Kenntnissen über Gärung und Verdauung auf das eigentliche Geheimnis des Lebens zu schließen. Erst der Chemiker Moritz Traube (1826 – 1894) äußerte die Vermutung, daß es für alle Stoffwechselleistungen in lebenden Organismen Substanzen geben muß, die diese chemischen Umwandlungen ermöglichen, beschleunigen und steuern. In den folgenden Jahren gelang es schließlich, verschiedene Fermente aus lebenden Zellen zu gewinnen. Für die Entstehung der modernen Biochemie war die Verdrängung der „Lebenskraft" durch die Entdeckung der Enzyme von großer Bedeutung.

Nun verstand man endlich die Aussage des schwedischen Chemikers Jöns Jakob Berzelius (1779 – 1848), der 1836 den Begriff des „Katalysators" eingeführt hatte: „Wir bekommen begründeten Anlaß zu vermuten, daß in den lebenden Pflanzen und Tieren tausende von katalytischen Prozessen zwischen Geweben und Flüssigkeiten vor sich gehen und die Menge ungleichartiger Zersetzungen hervorbringen, die wir künftig vielleicht in der katalytischen Kraft des organischen Gewebes, woraus die Organe des lebenden Körpers bestehen, entdecken werden". Berzelius hatte ein allgemeines Prinzip des Lebens, die Bedeutung der Enzyme, frühzeitig erkannt. Die „International Union of Biochemistry" bestätigte 1983 seine Schätzung „ ... Tausende von katalytischen Prozessen ...". Die Enzymkommission registrierte bis dahin rund 2500 Enzyme.

Das Wesen der Enzyme

Im Zusammenhang mit den Enzymen fällt oft der Begriff „Biokatalysatoren". Als Katalysatoren bezeichnet man Stoffe, die, in kleinster Menge und ohne sich dabei selbst bleibend zu verändern, in großem Umfang chemische Umsetzungen durch Steuerung der Reaktionsgeschwindigkeit ermöglichen.

In lebenden Organismen sind es Enzyme, die diese Katalysatorfunktion übernehmen. Sie ermöglichen und beschleunigen chemische Reaktionen, die unter den Milieubedingungen (Temperatur, Druck, Säure) in lebenden Zellen nicht oder nur unendlich langsam ablaufen würden.

Komplexe Struktur

Bis auf wenige Ausnahmen haben Enzyme alle Eigenschaften von Eiweiß (Proteinen). Enzyme sind Proteinmoleküle, die aus langen Ketten von Aminosäuren aufgebaut sind. Aminosäuren sind Biomoleküle, die prinzipiell aus zwei Teilen bestehen. Ein Teil, die Grundstruktur, ist bei allen Aminosäuren gleich. Die Grundstruktur der Aminosäuren enthält zwei Molekülgruppen – gewissermaßen einen rechten und einen linken Arm. Über diese Molekülgruppen der Grundstruktur werden die einzelnen Aminosäuren zu langen Ketten aneinandergebunden. Der andere Molekülteil der Aminosäure, der sogenannte Rest, ist austauschbar. Nur an diesem veränderlichen Teil können die 20 Aminosäuren auseinandergehalten werden, die für das Leben notwendig sind. Nach einem exakten Bauplan, den die Erbsubstanz im Zellkern liefert, entstehen Proteinmoleküle, in denen hunderte dieser 20 Aminosäuren in einer definierten Abfolge aneinandergereiht sind. Die unzähligen verschiedenen Protein-

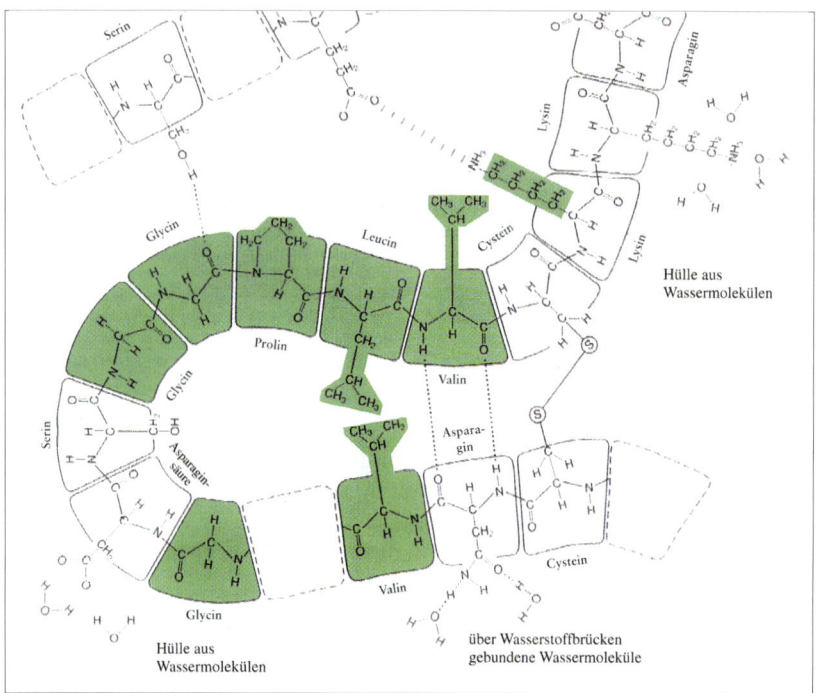

Abb. 1: Verschiedene Aminosäuren (Kettenglieder) in einer Kette: Aminosäuren haben immer die gleiche Grundstruktur (gelb) aber jeweils einen unterschiedlichen „Aminosäurerest" (rot). An diesen „Resten" kann man sie unterscheiden. Die Aminosäurereste bestimmen die Richtung, in der sich die Kettenglieder auffalten.

moleküle unterscheiden sich dabei in erster Linie durch die Anzahl und Reihenfolge der verschiedenen Aminosäuren (Aminosäuresequenz).

Eine entstehende Aminosäurekette beginnt sich sofort zu falten und aufzurollen, bis eine Art Knäuel entstanden ist. Die räumliche Struktur des Moleküls ist aber kein Zufallsprodukt. Durch die Abfolge der verschiedenen Aminosäuren ist sie exakt vorgegeben. Die immer gleiche Grundstruktur der Aminosäuren bildet das Gerüst der Kette, die Aminosäurereste ragen aus dieser Kette hervor. Sie stoßen sich ab oder ziehen sich an und bestimmen so die räumliche Anordnung des Proteinmoleküls. Manche dieser Aminosäurereste leihen sich gegenseitig Elektronen aus oder bilden auf andere Weise feste Verbindungen untereinander. Das Proteinmolekül wird so stabilisiert. Es hat eine genau definierte Oberfläche und – ähnlich einem Schloß – genau definierte Höhlen. In diese Höhlen passen wiederum nur bestimmte andere Moleküle – ähnlich dem entsprechenden Schlüssel.

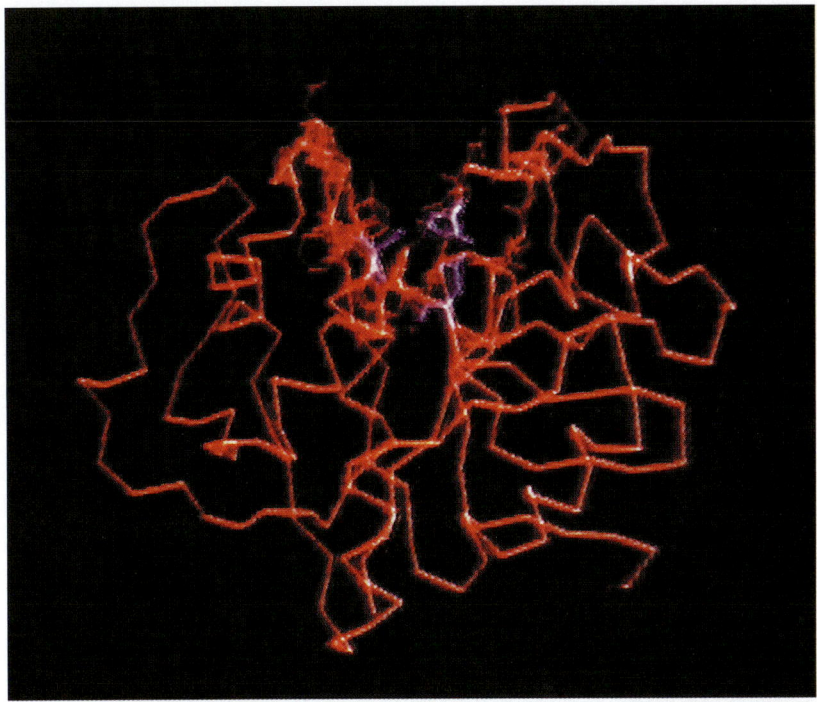

Abb. 2: Computergraphik eines Trypsinmoleküls (rote Kette der Aminosäuren) mit seinem aktiven Zentrum (blauer Bereich)

Nur ein ganz bestimmter, kleiner Bereich des Enzymmoleküls verfügt über die nötigen Werkzeuge, den chemischen Umbau (den eigentlichen katalytischen Prozeß) eines anderen Moleküls zu bewerkstelligen. Diesen Arbeitsbereich, der im Vergleich zum Gesamtmolekül sehr klein ist, nennt man das „Aktive Zentrum" des Enzyms. Hier wird z.B. nur die Verbindung zwischen zwei bestimmten Aminosäuren eines anderen Großmoleküls gelöst. Um verändert werden zu können, muß das Substrat, d.h. das zu verändernde Molekül, mit dem „Aktiven Zentrum" des Enzyms in Berührung kommen. Dies kann nur gelingen, wenn das Substratmolekül exakt – wie ein Schlüssel – in die vorgegebene Form paßt. Damit ist gewährleistet, daß nur ganz bestimmte Moleküle von einem Enzym als ihr Substrat erkannt werden. Man bezeichnet dies als Substratspezifität.

Manche Enzyme bestehen ausschließlich aus Aminosäuren und enthalten keine anderen chemischen Gruppen. Andere Enzyme brauchen dagegen

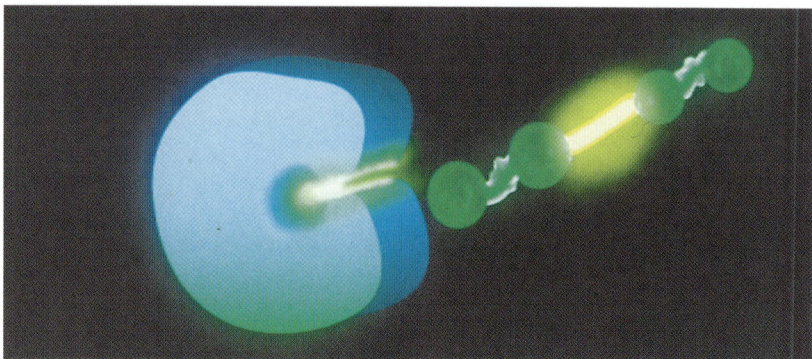

Abb. 3a: Ein eiweißspaltendes Enzym (aktives Zentrum ist gelblich) spaltet die Verbindung zwischen zwei Aminosäuren (Kugeln) in einer vierer Aminosäurekette.

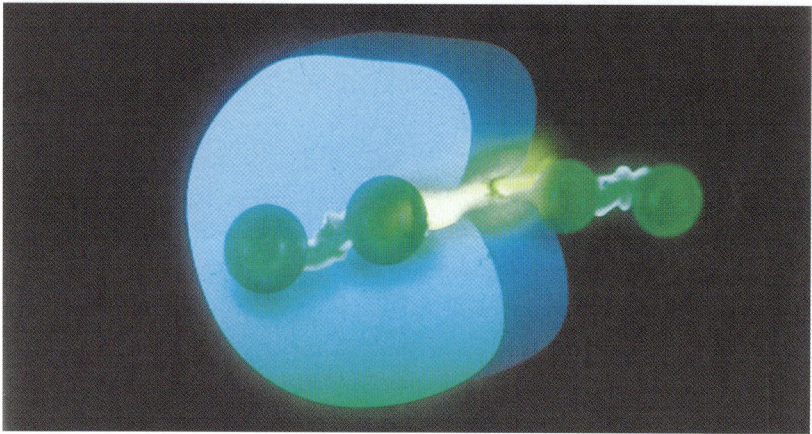

Abb. 3b: Aufgrund des Schlüssel-Schloß-Prinzips kann das Enzym die Aminosäurekette nur an einer bestimmten Stelle spalten

für ihre Arbeit noch eine zusätzliche Komponente, einen sogenannten Cofaktor. Als Cofaktor kann ein anderes organisches Molekül dienen, das man dann als Coenzym bezeichnet. Bei einigen Enzymen ist das Coenzym ein Metallion. Den molekularen Gesamtkomplex eines aktiven Enzyms mit seinem Coenzym oder Metallion nennt man ein Holoenzym.

Prinzipiell kann man Enzyme unterscheiden, die Moleküle aufspalten und abbauen (katabol) oder zusammenfügen und aufbauen (anabol). Enzyme ermöglichen bzw. beschleunigen diese chemische Reaktionen durch die Herabsetzung der Aktivierungsenergie. Die Reaktionsgeschwindigkeit wird dabei sowohl von der Menge des vorhandenen Substrates (Substrat-konzentration) als auch von der Konzentration des Reaktionsproduktes beeinflußt. Jedes Enzym hat einen bestimmten Säure- (pH) und Tempera-turbereich, in dem es besonders aktiv arbeitet (Aktivitätsoptimum). Hinsichtlich der Geschwindigkeit, mit der sie ihr Substrat umsetzen, bestehen zwischen den verschiedenen Enzymen erhebliche Unterschiede. Manche schaffen mehrere 100.000 Arbeitszyklen pro Minute, andere sind wesentlich langsamer.

Enzyme bewerkstelligen nur genau definierte Reaktionen zwischen genau definierten Reaktionspartnern. Durch diese Wirk- und Substratspezifität können Enzyme Stoffwechselfunktionen sehr genau kontrollieren. Diese – sehr vereinfachte – Erklärung macht einen wesentlichen Trick der Natur verständlich. Alle die chemischen Reaktionen bzw. Stoffwechselprozesse, die der Organismus nur zu bestimmten Zeiten benötigt, werden über Enzyme ein- oder ausgeschaltet. Ist die Herstellung einer bestimmten Substanz nötig, so aktiviert die Zelle das betreffende Enzym, welches den Stoff bildet. Wurde die geforderte Substanz in genügender Menge produziert, so wird das Enzym wieder blockiert.

Enzyme findet man im Organismus entsprechend ihrer jeweiligen Aufgabe an Strukturen gebunden (z.B. Zellkern-, Mitochondrien- und Membranen-zyme) oder frei in den Körperflüssigkeiten (z.B. Exkretions-, Blutserum- und Verdauungsenzyme). Viele der freien Enzyme, vor allem die eiweiß-spaltenden Enzyme (Proteasen), sind im Blutserum an Transportproteine gebunden. Die Bindung der Enzyme an solche Transportmoleküle nutzt die Natur, um die Wirkung der Enzyme im Organismus zu steuern.

Wie groß sind Enzyme?

Ein Maß für die Größe – oder genauer gesagt die Masse – eines Moleküls ist sein Molekulargewicht. Das Molekulargewicht kann für jede chemische Verbindung aus der Summe der Gewichte der einzelnen Atome (Atomge-wicht) bestimmt werden. Für das Molekulargewicht ist auch ausschlagge-bend, aus welcher Art von Atomen (schwere Atome wie Blei oder leichte Atome wie Wasserstoff) das Molekül zusammengesetzt ist. Der Vergleich verschiedener Molekulargewichte läßt also nur dann Rückschlüsse auf das Verhältnis der Molekülgröße zu, wenn die zu vergleichenden Moleküle zum überwiegenden Teil (annähernd gleiches Verhältnis) aus den selben Elementen aufgebaut sind. Für organische Moleküle wie sie im Organis-mus zu finden sind, trifft diese Forderung im weitesten Sinn zu.

Alkohol und Enzym – zwei Moleküle im Vergleich

Das Alkoholmolekül setzt sich aus zwei Kohlenstoffatomen, einem Sauerstoffatom und sechs Wasserstoffatomen zusammen. Wasserstoff hat das Atomgewicht 1, Kohlenstoff hat 12, Stickstoff 14 und Sauerstoff 16. Zum Vergleich: Das Bleiatom, mit einem Atomgewicht von 208, ist 208 mal schwerer als das Wasserstoffatom, und das Goldatom, mit einem Atomgewicht von 197, ist 197 mal schwerer als das Wasserstoffatom. (Die Angaben zu den Atomgewichten sind gerundet).

Berechnet man nun das Molekulargewicht des Alkoholmoleküls aus der Summe der einzelnen Atomgewichte, so erhält man ein Molekulargewicht von 46. Enzyme erreichen dagegen ein Molekulargewicht von 20.000 bis 40.000 und mehr. Proteinmoleküle, also auch die überwiegende Zahl der Enzyme, bestehen – wie das Alkoholmolekül – hauptsächlich aus den Elementen Wasserstoff, Kohlenstoff, Stickstoff und Sauerstoff. Es ist also möglich, aus den Molekulargewichten von Alkohol und dem eines Enzyms direkt auf deren Größenverhältnis zu schließen. Ein Enzym ist also 1.000 bis 2.000 mal größer als das Alkoholmolekül. Die größten Proteinmoleküle weisen Molekulargewichte von weit über 500.000 auf und sind damit 10.000 mal größer als ein Alkoholmolekül.

Damit diese Größenverhältnisse plastisch werden, stellt man sich vor, daß ein Mensch solange vergrößert wird, bis er ca. 4000 km groß und entsprechend voluminös ist. Bei dieser Vergrößerung hätte ein Bakterium schon die Ausmaße eines großen Schlauchbootes und selbst ein Trypsin-Molekül wäre mit einem Durchmesser von etwa 1 cm gut zu erkennen.

Um das Alkoholmolekül zu sehen, das jetzt immerhin 10 µm groß ist, müßte man dagegen immer noch zum Mikroskop greifen.

Schwierige Einteilung

Ursprünglich benutzte man für die Enzyme einfache Trivialnamen, die mit der Silbe „-in" endeten, wie z.B. Trypsin. Im Laufe der Zeit einigte man sich international auf eine systematischere Einteilung. Man verbindet dazu den Substrat-Namen mit der Endsilbe „-ase". Da aber verschiedene Enzyme das gleiche Substrat verändern, trug auch diese neue Einteilung zur Verwirrung bei. Die Nomenklatur der Enzyme wurde schließlich von den EC-Gremien (EC: Enzyme Commission der Internationalen Union für Biochemie) international verbindlich festgelegt. Danach werden nun die verschiedenen Enzyme nach den von ihnen katalysierten Reaktionen klassifiziert und in sechs Enzym-Klassen unterteilt. Man unterscheidet 1. Oxydoreduktasen, 2. Transferasen, 3. Hydrolasen, 4. Lyasen, 5. Isomera-

Hauptklassen und Untergruppen	

1. Oxydoreduktasen
  – Dehydrogenasen
  – Oxydasen und Oxygenasen
	Ermöglichen die biologische Oxidation und Reduktion

2. Transferasen	Übertragen chemische Gruppen von einem Molekül auf ein anderes

3. Hydrolasen
  – Esterasen
  – Glykosidasen
  – Proteasen
	Spalten Verbindungen unter Einlagerung von Wasser auf
	Spalten Fettverbindungen
	Spalten Zuckerverbindungen
	Spalten Eiweißverbindungen wie z.B. Proteine

4. Lyasen	Bilden oder öffnen Doppelbindungen zwischen Atomen durch Anlagerung oder Abspaltung chemischer Gruppen
5. Isomerasen	Lagern chemische Gruppen innerhalb des selben Moleküls um

6. Ligasen
  – DNA – Ligasen
  – Synthetasen
  – Carboxylasen
	Bauen chemische Verbindungen auf, wobei sie Energie verbrauchen

Tab. 1: Die Einteilung der Enzyme in sechs Grundklassen

sen und 6. Ligasen. Die bei der Systemischen Enzymtherapie eingesetzten Enzyme gehören der Gruppe 3 den Hydrolasen an.

Jedem Enzym wurde zudem eine Nummer aus vier Zahlen gegeben. Diese gibt Auskunft über die Enzymklasse, die Art des umgesetzten Substrates (Unterklasse) und einige spezielle Kriterien. Die letzte Zahl gibt Auskunft darüber, in welchem Organsystem das betreffende Enzym zu finden ist.

Nutzung der Enzyme

Heute ist bekannt, daß Enzyme im Reagenzglas genauso arbeiten wie in lebenden Organismen. Mit ihrer Hilfe lassen sich viele Stoffe herstellen, verändern oder abbauen. Enzyme werden daher in der chemischen Industrie und bei der Produktion bestimmter Nahrungsmittel als wichtige Hilfsmittel eingesetzt. Sie arbeiten ohne nutzlose oder schädliche Abfallprodukte unvergleichlich sauberer und übersichtlicher, als es die chemische Industrie kann. Selbst im alltäglichen Leben, z.B. in Waschmitteln, spielen Enzyme eine wichtige Rolle.

Die medizinische Nutzung von Enzymen gehört zu den alten Behandlungsweisen. Therapeutisch werden nahezu ausschließlich die Hydrolasen mit ihren Unterklassen Esterasen, Proteasen und Glykosidasen eingesetzt. Manche Erkrankungen entstehen dadurch, daß der Organismus ein bestimmtes Enzym nicht oder nur fehlerhaft herstellt. Diese Enzymdefekterkrankungen sind in aller Regel auf Fehler im Erbgut zurückzuführen. Enzyme, die man von außen zuführt, können als Ersatz dienen; man „substituiert" die fehlenden Enzyme. Klassische Beispiele für die Substitution mit Enzymen sind die Behandlung von Störungen der Blutgerinnung (fehlende Gerinnungsfaktoren) oder die Behandlung von Verdauungsstörungen (wegen Bauchspeicheldrüsenschwäche). Leider ist dieser Ersatz von außen nicht bei allen Enzymdefekterkrankungen erfolgreich. Nicht immer gelingt es, das fehlende Enzym in ausreichender Menge herzustellen und in den meisten Fällen ist es unmöglich, die Enzyme an die erforderliche Stelle im Organismus oder innerhalb einer Zelle zu bringen.

Die Einnahme eiweißspaltender (proteolytischer) Enzyme ist eine der wichtigsten naturheilkundlichen Behandlungsmethoden. Viele Wirkungen der Enzymtherapie entstehen durch die Zusammenarbeit mit dem Immunsystem und die Regulation von Abwehrreaktionen. Um mit dem Immunsystem Kontakt aufzunehmen, ist der Verdauungstrakt eine gute Adresse. Die verschiedenen Vertreter des Immunsystems sind dort besonders zahlreich. Sie erbringen eine der aufwendigsten und raffiniertesten Abwehrleistungen. Zusammen mit der Nahrung kommen Bakterien, Pilzsporen, Viren, Parasiten und Giftstoffe an. Das Immunsystem muß nun verhindern, daß Mikroorganismen oder Gifte die Darmzellen schädigen bzw. in das Blut und Lymphsystem gelangen. Die Nährstoffe sollen dagegen möglichst ungehindert aufgenommen werden.

Die Ziele der Systemischen Enzymtherapie sind vielfältig. Sie unterstützt den Körper in Belastungssituationen, wie bei chronischen oder akuten Entzündungen, Gefäßerkrankungen, malignen Erkrankungen oder Virusinfektionen. Enzymkombinationspräparate zählen heute zu den erfolgreichen und innovativen Arzneimitteln.

Systemische Enzymtherapie – ein Überblick

Geschichtlicher Hintergrund

Die Ursprünge der Enzymtherapie liegen in einer Erfahrungsmedizin, deren Wurzeln man bis in die frühe Menschheitsgeschichte zurückverfolgen kann. In Mittel- und Südamerika nutzten die Indianer seit jeher Blätter und Früchte des Melonenbaums und die Ananasfrucht als Heilmittel. Aus Afrika sowie Indien ist ähnliches bekannt und selbst in der Bibel finden sich eindeutige Belege:
„Als Hiskia in jenen Tagen auf den Tod erkrankte, begab sich der Prophet Jesaja, der Sohn des Amoz, zu ihm und sagte zu ihm „So hat der Herr gesprochen: „Bestelle dein Haus, denn du mußt sterben und wirst nicht wieder gesund werden!" Da kehrte er sein Gesicht gegen die Wand hin und betete zum Herrn: „Ach, Herr! denke doch daran, wie ich in Treue und mit ungeteiltem Herzen vor deinem Angesicht gewandelt bin und getan habe, was dir wohlgefällt!" Hierauf brach Hiskia in heftiges Weinen aus. Als nun Jesaja den inneren Vorhof des Palastes noch nicht verlassen hatte, da erging das Wort des Herrn an ihn: „Kehre um und sage zu Hiskia, dem Fürsten meines Volks: So hat der Herr, der Gott deines Ahnherrn David, gesprochen: „Ich habe dein Gebet gehört und deine Tränen gesehen; so will ich dich denn wieder gesund werden lassen: schon übermorgen sollst du zum Tempel des Herrn hinaufgehen." Ich will zu deinen Lebenstagen noch fünfzehn Jahre hinzufügen." Darauf sagte Jesaja: „Bringt ein Feigenpflaster her!" Da holten sie ein solches und legten es auf das Geschwür: da wurde er gesund (2. Buch der König, 20 Kapitel, 7. Vers)." Es war das Enzym „Ficin" aus der Feige, das das Geschwür abheilen ließ.
Im mittelalterlichen Europa brachte man den Saft von Wolfsmilchgewächsen auf Furunkel, Geschwüre und Warzen auf. Diese Therapie mit Proteasenkegel wird noch heute beim Ulcus cruris praktiziert und ist eine wirksame Form der Enzymtherapie. Daß die heilende Wirkung vieler Pflanzen und ihrer Früchte auf deren Gehalt an Proteasen beruht, ist modernes Wissen. Die Ursprünge dieser Wissenschaft, der Biochemie, liegen im 18. Jahrhundert.
Für die Enzymtherapie begann um 1900 eine neue Phase. John Beard, ein schottischer Arzt und Naturwissenschaftler, suchte nach neuen, erfolgrei-

cheren Wegen, seine Krebspatienten zu behandeln. Er kannte die Heilwirkung, die von eiweißzersetzenden Extrakten aus Pflanzen und der Bauchspeicheldrüse (Pankreas) ausgeht. Beard injizierte seinen Krebspatienten in die Vene (intravenös) und auch direkt in die Nähe bösartiger Tumoren (peritumoral) gereinigten Pankreaspreßsaft. Er erreichte damit einen Wachstumsstillstand und gelegentlich auch eine Rückbildung der Tumore. Beard publizierte 1907 seine Ergebnisse. Da über das Wesen der Enzyme noch wenig bekannt war, unterlief den Ärzten, die Beards Experimente zu wiederholen suchten, ein folgenschwerer Fehler. Beard stellte seinen Pankreasextrakt immer frisch, kurz vor der Anwendung, aus der Bauchspeicheldrüse eben geschlachteter Kälber und Lämmer her. Damit war gewährleistet, daß dieser Preßsaft eine hohe Enzymaktivität hatte. Die Nachahmer verwendeten dagegen einen mehrere Stunden bis Tage alten Pankreasextrakt, nicht ahnend, daß die entscheidenden Enzyme schon nach kurzer Zeit ihre Aktivität verlieren. Der Mißerfolg der Therapie war vorprogrammiert und da zu dieser Zeit niemand die eigentliche Ursache des Mißerfolgs erkennen konnte, bedeutete dies das vorläufige Ende der Systemischen Enzymtherapie.

Mitte dieses Jahrhunderts wurden in Biologie, Biochemie und Medizin unerwartete Fortschritte möglich. Diese neuen Erkenntnisse in der Immunologie führten schließlich auch zum Durchbruch der Systemischen Enzymtherapie. Ihre Entwicklung ist sicherlich das Verdienst verschiedener Forschergruppen. Max Wolf und seine Mitarbeiterin Hellen Benitez machten die Systemische Enzymtherapie zu Ihrem Lebenswerk.

Der Vater der Systemischen Enzymtherapie

Wolfs Leben ist eng mit der Naturgeschichte, aber auch der Kultur dieses Jahrhunderts verbunden. Er wurde 1885 in Wien geboren, einer Zeit also, in der die glanzvolle k. & k. Monarchie noch bestand. Schon mit zwölf Jahren verließ Max sein Elternhaus. Er ging seinen eigenen Weg und verdiente sich den Lebensunterhalt durch Nachhilfeunterricht und später als Hauslehrer. Wolf beendete seine Schule früh, studierte Hoch- und Tiefbau und entwickelte als Ingenieur eine Reihe patentierter technischer Erfindungen. Bei Ausbruch des ersten Weltkrieges befand sich der 29jährige Wolf zufällig in New York bei seinem Bruder zu Besuch. Sein erster Versuch, sich bei der kaiserlichen Armee zum Kriegsdienst zu melden scheiterte daran, daß sein Schiff zur Umkehr gezwungen wurde. Beeinflußt durch seinen Bruder, der Arzt war, nahm Wolf das Medizinstudium auf. Kurz nach Beendigung seines Studiums lud man ihn ein, Vorlesungen an der Universität zu halten und ernannte ihn zum Professor der Medizin an der Fordham Universität in New York. Neben dieser Tätigkeit eröffnete er zusammen mit seinem Bruder eine ärztliche Praxis und spezialisierte sich auf Gynäkologie. Nach Abschluß der Fachausbildung leitete Wolf eine Entbindungsklinik mitten im Italiener- und Schwarzenviertel von New York.

Ein besonderes Interesse entwickelte Wolf für das Hormonsystem und verfaßte schließlich zusammen mit seinem Bruder das erste Lehrbuch der Endokrinologie. Eigene Studien im Bereich der Vererbungslehre (Genetik) an manipulierten Bakterien und Pflanzen hatten das Ziel, Eiweiß für die menschliche Ernährung zu gewinnen. Das Verfahrenspatent schenkte Wolf dem indischen Staatspräsidenten Ghandi.

Durch seine Forschungen wurde sich Wolf immer stärker der Schlüsselrolle der Enzyme das Leben bewußt. Er ahnte, welche großen therapeutischen Möglichkeiten die gezielte Nutzung der vielfältigen Enzyme eröffnen könnten und konzentrierte sich von nun an auf die Enzymforschung. Die Publikation seines Freundes, Ernst Freund in Wien, weckte sein besonderes Interesse für die Enzymtherapie. Der Wiener Forscher hatte beobachtet, daß das Blutserum gesunder Menschen Tumorzellen zerstören kann. Das Serum Krebskranker ist dazu nicht mehr in der Lage. Freund vermutete im Blut gesunder Menschen eine Substanz, die in der Lage ist, Krebszellen zu erkennen und zu vernichten. Diese Substanz fehlt im Blut krebskranker Menschen oder ist nur in außerordentlich geringen Konzentrationen vorhanden. Freund nannte diese Substanz „Normalsubstanz" und publizierte seine Erkenntnisse 1934. Die Fachwelt maß aber seinerzeit dieser Freund-Kaminer-Reaktion (benannt nach Freunds Assistentin Kaminer) keine große Bedeutung zu. Sie sah nicht, daß sich daraus Ansätze für eine wirksame Krebsbehandlung ergeben.

Professor Wolf gründete in New York, zusammen mit seinem Freund und Patienten, dem amerikanischen Außenminister (1953 – 1959) John Foster Dulles, das „Biological Research Institute" und engagierte – als seine wichtigste Mitarbeiterin – die bekannte Zellbiologin Hellen Benitez. Sie war langjährige Leiterin des Labors für Zellkulturtechnik an der neurochirurgischen Abteilung der Columbia University.

Wolf fand bald heraus, daß die Zugabe von Enzymen zum Blut krebskranker Menschen dessen tumorzellzerstörende Wirkung wieder herstellt. Durch die Kombination verschiedener eiweißspaltender Enzyme, pflanzlicher und tierischer Herkunft, konnte er diesen Effekt deutlich verbessern. Die in langen Versuchen optimierten Enzymkombinationen benannte man später nach den beiden Anfangsbuchstaben der Namen Wolf und Benitez – „Wo" und „Be,". Seit ca. 35 Jahren werden diese WoBe-Präparate erfolgreich eingesetzt.

Wolf und das Alter

„Das frühzeitige Altern mit all seinen Folgen ist im wesentlichen auf einen Mangel an Enzymen zurückzuführen."
Bereits 1960 begann Wolf damit, eine größere Zahl seiner älteren Patienten mit Enzymkombinationspräparaten zu behandeln. Zudem verordnete er ihnen die Normalisierung des Körpergewichtes und die Regulation des Stuhlgangs. Seine Patienten sollten möglichst wenig tierische Fette, Schweine- und Rindfleisch, dagegen viel Fisch, Gemüse und sehr viele rohe Früchte essen. Das Rauchen war ebenso verboten wie ein Übermaß an Kaffee und Tee. Die Patienten sollten eine ausgewogene Versorgung mit Vitaminen und Mineralstoffen (insbesondere hohe Dosen von Vitamin A und E) erhalten und sich – je nach Alter und körperlichem Befinden – täglich 1 – 2 Std. intensiv bewegen. Einmal im Jahr bestellte er seine Patienten zu einer gründlichen Kontrolle ein. Sorgfältig registrierte er alle neu auftretenden Beschwerden sowie entstehenden Krankheiten. Bei Verstorbenen verlangte er eine gründliche Untersuchung der Todesursache.

Aus heutiger Sicht sind Wolfs Studien natürlich ohne Beweiskraft, da er alle Patienten mit der gleichen Methode behandelt hatte und kein Vergleich zu einer Kontrollgruppe gegeben war, wie es für klinische Untersuchungen vorgeschrieben ist.

Wolf war von dem Resultat seiner Behandlung begeistert. Nach seiner Überzeugung lebten seine Patienten länger und bei besserer Gesundheit, als dies mit anderen Methoden zu erreichen war. Einen positiven Effekt seiner Enzymbehandlung beobachtete Wolf im Bereich der Gefäßerkrankungen, des Lymphödems, der Zostererkrankung sowie dem Abheilen von Verletzungen und Entzündungen. In vielen Veröffentlichungen und auch in seinem Buch „Enzymtherapie" (Maudrich-Verlag, Wien, 1970; Reprintausgabe ecomed verlagsgesellschaft, Landsberg, 1997) legte er seine Forschungsergebnisse und Schlußfolgerungen dar. Aus ihnen geht hervor, daß das zentrale Element der meisten Alterserkrankungen eine Störung wichtiger physiologischer Regelmechanismen im Körper ist. Für die Erhaltung des Gleichgewichtes innerhalb dieser Regelmechanismen, bzw. das Funktionieren vieler Rückkoppelungsmechanismen sorgen Enzyme. Daß seine Enzymbehandlung auch eine besonders günstige Wirkung auf das Immunsystem, d. h. die Abwehr, hatte, konnte er nur ahnen. Erst nach seinem Tod lieferte die moderne Immunologie dafür die Beweise.

Wolf hatte von Anfang an volles Vertrauen in die Ungefährlichkeit und Wirksamkeit seiner Enzymgemische. Trotzdem wurden immer wieder Untersuchungen veranlaßt um sicherzustellen, daß der Enzymtherapie keine Risiken anhaften. An diesen Prüfungen war der deutsche Biologe Karl Ransberger beteiligt. Mit ihm zusammen gründete Wolf die noch heute bestehende Medizinische Enzymforschungsgesellschaft. Als Wolf mit über 90 Jahren starb, übernahm Ransberger sein wissenschaftliches Erbe.

Seit 1960 sind entsprechende Enzymkombinationspräparate in Deutschland eingeführt und stehen heute in verschiedenen speziellen Weiterentwicklungen zur Verfügung.

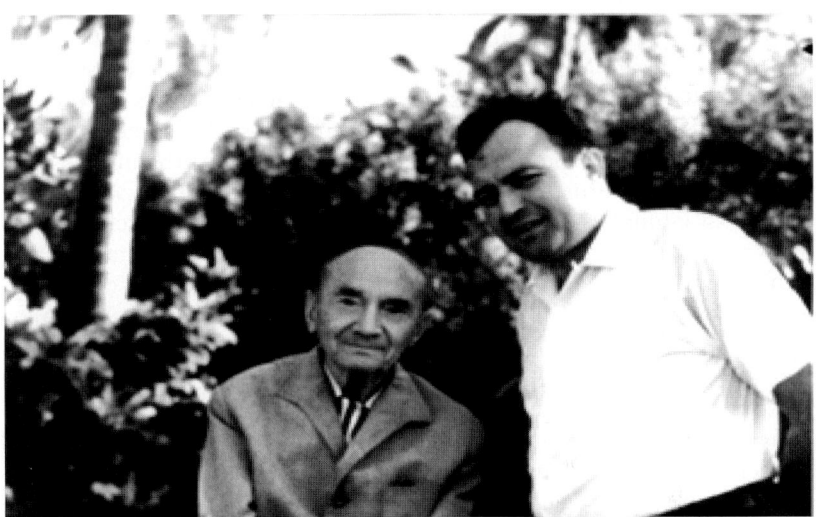

Abb. 4: Professor Max Wolf und Karl Ransberger (1972)

Welche Enzyme werden verwendet?

Die wichtigsten therapeutisch genutzten Enzyme sind die eiweißspaltenden (proteolytischen) Hydrolasen, die man auch unter dem Begriff „Proteasen" zusammenfaßt (vgl. S. 16 ff.). Korrekter müßte man die „Systemische Enzymtherapie" eigentlich als „Systemische Proteasentherapie" bezeichnen. Die in Kombination besonders wirkungsvollen eiweißspaltenden Enzyme sind sowohl tierischen als auch pflanzlichen Ursprungs.

Die heute üblichen Kombinationen proteolytischer Enzyme (vgl. S. 24 ff.) gehen auf vorwiegend empirische Untersuchungen durch Wolf und

Benitez zurück. In endlosen Zellkulturuntersuchungen, Tierexperimenten und Beobachtungen am behandelten Patienten forschten sie nach der, für die jeweilige Erkrankung, optimalen Enzymkombination. Wolf und Benitez konnten nur ahnen, auf welche Weise die verschiedenen Enzymkombinationen zusammenwirkten. Erst heute verfügt man über so feine – vor allem immunologische – Untersuchungsmethoden, die erste Einblicke in diesen molekularen Bereich gewähren.

Schlüssel-Schloß-Prinzip bedeutet Sicherheit

Für bestimmte Aufgaben gibt es Enzyme, deren Substratspezifität sehr präzise nur für ein Molekül ausgelegt ist. Die Bedeutung dieser Substratspezifität wird klar, wenn man sich vorstellt, daß es im Zellkern Enzyme geben muß, die das Erbgut verwalten. Sie müssen dafür sorgen, daß auf Anforderung immer die richtigen Teile, die Gene, des Erbgutes aktiviert und abgelesen werden. Würde es diese hohe Substratspezifität nicht geben, so könnte es zu Störungen des Stoffwechsels, oder schlimmsten Falls sogar zur Aktivierung krebsauslösender Gene, sogenannter Onkogene, kommen.

Unter den „Wächtern" des Erbgutes gibt es auch Reparaturenzyme. Diese speziellen Enzyme, ein bekanntes Reparaturenzym ist die DNA-Polymerase, fahren pausenlos den fast endlosen Molekülstrang (Doppelhelix der Desoxyribonukleinsäure, DNA) der Erbinformation ab. Gleich einer Magnetschwebebahn sitzen sie auf diesem Doppelstrangmolekül und suchen nach Beschädigungen, die später zu Ablesefehlern führen könnten. Ist eine derartige Stelle gefunden (die schädliche UV-Strahlung verursacht z.B. solche Schäden im Erbgut der Hautzellen) stoppt das Enzym seine Fahrt und ersetzt die schadhafte Stelle, ohne dabei die ursprünglich codierte Information zu verändern. Menschen, bei denen dieses Reparaturenzym nicht oder nur unzureichend funktioniert, erkranken meist schon mit 20 Jahren an Hautkrebs.

Die Natur verläßt sich in diesem sensiblen Bereich nur auf höchstpezialisierte Enzyme. Diese akzeptieren ein Substrat erst dann, wenn es bis in die feinste Einzelheit seiner Gesamtstruktur in die vorgegebene Schablone, das „Schloß", paßt.

Proteasen unterstützen sich gegenseitig

Die derzeit in der Therapie eingesetzten Proteasen entfalten ihre Wirkung an bestimmten Bausteinen größerer Eiweißmoleküle. Sie wirken überall da, wo eine bestimmte Abfolge (Sequenz) von Aminosäuren im Proteinmolekül gegeben ist. Die Proteasen sind relativ unspezifisch, da nicht ein bestimmtes Proteinmolekül angegriffen wird, sondern jedes, das die entsprechende Aminosäuresequenz aufweist. Hinsichtlich der bestimmten Aminosäuresequenz sind die eiweißspaltenden Enzyme wiederum hochspezifisch.

Ein Eiweißmolekül (Protein) kann durch Enzyme, die auf verschiedene Aminosäuresequenzen (jeweils Bestandteil des Eiweißmoleküls) spezialisiert sind, gleichzeitig an unterschiedlichen Stellen angegriffen werden. Um ein möglichst breites Wirkspektrum und eine hohe Effizienz zu erreichen, ist es daher sinnvoll, Enzymkombinationen einzusetzen. Dieser „Synergismus" genannte Effekt konnte in vielen Untersuchungen bestätigt werden.

Tierische und pflanzliche Enzyme unterscheiden sich hinsichtlich des Temperatur- und Säure (pH)-Bereiches, in welchem sie am besten arbeiten (ihr Aktivitätsoptimum haben). Pflanzliche Enzyme sind bei höheren Temperaturen und saurerem Milieu noch sehr aktiv, die meisten tierischen Enzyme wirken bei der jeweiligen normalen Körpertemperatur und dem normalen Säure(pH)-Wert am besten. Nur wenige der tierischen Enzyme entfalten dagegen ihre maximale Aktivität bei höheren Temperaturen und saurem Milieu (Fieber und Entzündungsbereiche). Die Kombination tierischer und pflanzlicher Enzyme ist also auch aus diesem Grund sinnvoll. Sie ergänzen sich in ihren Aktivitätsbereichen.

Enzyme haben bestimmte Vorlieben

Eiweißspaltende Enzyme suchen immer eine bestimmte Abfolge von Aminosäuren (Substratspezifität der Proteasen). Sie reagieren bevorzugt mit all den Proteinmolekülen, die genau diese entsprechende Aminosäuresequenz an möglichst einfach zugänglicher Stelle aufweisen. Diese Aminosäuresequenzen sind oftmals Teil verschiedener molekularer Bausteine, aus denen jeweils die Mitglieder bestimmter Proteinmolekülfamilien zusammengebaut sind (vgl. S. 45 ff.). Jede dieser Proteinmolekülfamilien erfüllt aber im Organismus klar umrissene Aufgaben. Aus diesem Grund kann man daher den verschiedenen eiweißspaltenden Enzymen bestimmte Effekte im Gesamtorganismus zuordnen, je nachdem mit welchen Proteinmolekülen sie am liebsten reagieren. Jedem eiweißspaltenden Enzym kann man sozusagen gewisse „Vorlieben" nachsagen.

Wer kontrolliert die Proteasen?

Der lebende Organismus muß seine Enzyme sowie Enzymsysteme ständig kontrollieren und je nach Bedarf ein- und ausschalten. Fast immer gewährleisten dies wieder andere Enzyme und Enzymsysteme. Mitunter

	Abbau von Schwellungen (Ödemabbau)	Auflösung des Blutklebstoffes (Fibrin)	Immunkomplexspaltung	Rezeptormodulation	Aktivität der Abwehrzellen
pflanzlich					
Bromelain	+++	+	++	+	+
Papain	+	o	+++	++	+
tierisch					
Trypsin	++	+++	++	++	+
Chymotrypsin	++	+++	++	++	+

Tab. 2: Vorlieben der eiweißspaltenden Enzyme Bromelain, Papain, Trypsin und Chymotrypsin

sind ganze Kaskaden hintereinandergeschalteter Enzyme beteiligt, um ein bestimmtes Enzym zu aktivieren oder zu inaktivieren. Bei der Blutgerinnung müssen z.b. mindestens vier Enzyme zusammenarbeiten, damit schließlich Thrombin das Blut zur Gerinnung bringen kann. Fünf andere Enzyme sind erforderlich, wenn über Plasmin das geronnene Blut wieder aufgelöst werden soll.

Transport und Steuerung der Enzyme durch „Antiproteinasen"

Natürlich kann es sich der Organismus nicht leisten, eiweißspaltende Enzyme im Blut und in der Lymphe ohne Kontrolle sich selbst zu überlassen. Er muß deren Kraft dahin lenken, wo sie nötig ist. Die freien Enzyme werden im Körper an Moleküle gebunden, die für den Transport und – zum Teil auch – für die Steuerung der Enzyme sorgen.

Die wichtigsten – derzeit bekannten – Vertreter dieser Transport- und Steuermoleküle sind das $\alpha1$-Antitrypsin (AAT) und das $\alpha2$-Makroglobulin ($\alpha2M$). Man nennt sie auch Antiproteinasen, da man lange Zeit glaubte, ihre einzige Aufgabe wäre es, Enzyme zu inaktivieren.

Nach neuen immunologischen Erkenntnissen sind diese Enzym-Antiproteinase-Komplexe durchaus noch enzymatisch aktiv und haben im Immunsystem eine Reihe wichtiger Aufgaben zu erfüllen (vgl. S. 62 ff.). Diese Verbindung mit den Transportmolekülen verdeckt diejenigen Molekülgruppen der Enzyme, die allergische Reaktionen auslösen können (antigene Determinanten). Das erklärt, warum nach oraler und rektaler Enzymgabe kaum allergische Reaktionen auftreten. Eine „allergische" oder „anaphylaktische" Reaktion wird auf diese Weise verhindert.

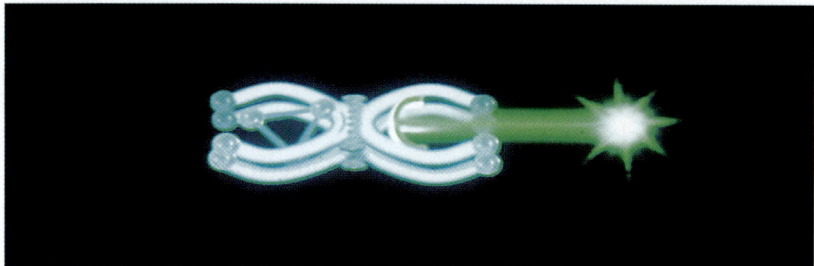

Abb. 5: Das Modell des α2-Makroglobulin-Moleküls, das von Immunzellen gebildet und auch wieder entsorgt wird. Es verfügt über zwei Taschen, in denen Enzyme (rechts) oder auch Zellbotenstoffe wie TNF (links) transportiert werden können.
Die Wirkung der transportierten Stoffe kann so vom Immunsystem reguliert und gesteuert werden.
Die transportierten Enzyme behalten ihre Aktivität. Die Molekülteile der Enzyme, die Allergien auslösen könnten, sind aber verdeckt.

Das α2-Makroglobulin wird in erster Linie von Freßzellen (vor allem Makrophagen) gebildet und auch wieder entsorgt. Diese Transportmoleküle gehören dem Immunsystem an und arbeiten sehr eng mit den verschiedenen Ebenen der Abwehr zusammen. Offenbar wird auf diesem Weg auch sichergestellt, daß die resorbierten Enzyme mit den richtigen Systemen im Organismus in Verbindung kommen und dort ihre Wirkung entfalten.

Qualität ist wichtig

Um eine gleichbleibende Qualität der Enzympräparate zu gewährleisten, ist eine Standardisierung der Enzymaktivität und Enzymqualität erforderlich. Die in den Enzymkombinationspräparaten enthaltenen Enzyme werden nach den international festgelegten und in den verschiedenen pharmakologischen Standardnachschlagewerken (Pharmakopöen wie das Deutsche Arzneibuch, DAB 9) beschriebenen Methoden überwacht.

Dort findet man auch die Bestimmungsmethoden für die jeweiligen Enzymaktivitäten, die man bei genau definierten Bedingungen messen muß (1U bedeutet den Umsatz eines µmol Substrates pro Minute, 1 kat bedeutet den Umsatz eines Mol Substrates pro Sekunde, 1Mol eines Stoffes enthält 600.000.000.000.000.000.000.000 Moleküle).

Die Enzymaktivität ist also ein Maß für die Leistungsfähigkeit eines Enzyms. Sie ist das wesentliche Kriterium, um die Qualität der pflanzlichen und tierischen Rohextrakte festzulegen. 1 Gramm Trypsin kann, je nach Qualität, durchaus große Unterschiede in seiner Aktivität aufweisen. Der therapeutische Nutzen hängt von der Enzymaktivität ab. Es ist also sehr wichtig, daß neben der Enzym-Menge (mg) auch die Aktivität (μkat, F.I.P.-E.) der jeweiligen Enzyme und die Gesamtaktivität des Enzymgemisches bestimmt wird. Nur so kann eine standardisierte Qualität gewährleistet werden.

Man muß darauf achten, daß auf den Packungen neben der Menge der enthaltenen Enzyme (in mg) auch die Enzymaktivitäten angegeben sind. Nur dadurch ist ein Vergleich zwischen den Präparaten der verschiedenen Hersteller möglich.

Was bedeutet – „Systemisch"?

Enzyme gelangen nach ihrer Resorption aus dem Magen-Darm-Trakt über das Blut an die „Wirkorte" im Körper, wo sie ihre Wirkung entfalten. Man spricht von einer „systemischen Wirkung".

In der Medizin unterscheidet man die lokale, örtliche Anwendung eines Medikamentes (z. B. über Salbe oder Puder) und die systemische Gabe. Der Begriff „systemisch" beschreibt, daß ein Medikament im ganzen Körper verteilt wird. Ganz korrekt kann diese Unterscheidung natürlich nie sein. Es ist seit langem bekannt, daß der Körper über die Haut Substanzen aufnehmen kann, die dann systemisch wirken.

Eine Sonderstellung hat die sogenannte Substitutionsbehandlung. Produziert z. B. die Bauchspeicheldrüse (Pankreas) zu wenig Verdauungssaft, muß man die Verdauungsenzyme in Tablettenform ergänzen. In diesem Fall ist es wichtig, daß die Enzyme da freigesetzt werden, wo sie die Bauchspeicheldrüse normalerweise zur Verfügung stellt.

"Systemische Enzymtherapie" bedeutet, daß man dem Organismus Enzyme oral oder rektal so verabreicht, daß ein möglichst hoher Anteil in intakter Form aus dem Darm aufgenommen werden kann. Die resorbierten Enzyme werden an Transportproteine (Antiproteinasen) gebunden und stehen dann überall im Organismus zur Verfügung.

Werden die Enzyme wirklich vom Körper aufgenommen?

Lange Zeit zweifelten viele Wissenschaftler daran, daß große Proteinmoleküle wie Enzyme, so ohne weiteres und unbeschadet durch die Darmwand in das Blut und die Lymphe gelangen. Auf ihrem Weg, nach der Dragee-Einnahme bis in das Blut, müssen Enzyme einige Hindernisse überwinden:

Normalerweise werden Proteinmoleküle von der Magensäure zerstört (denaturiert) und durch spezielle, säurefeste Enzyme des Magens (Pepsin) und den Enzymen der Bauchspeicheldrüse in einzelne Bausteine zerlegt. Man verwendet daher Dragees, Tabletten oder Granulate welche mit einem magensaftresistenten, säurefesten Überzug versehen sind. So werden die Enzyme solange geschützt, bis sie die Darmbereiche erreichen, wo ihre Aufnahme möglich ist. In diesen tiefen Darmabschnitten ist die Magensäure längst neutralisiert. Die Verdauungsenzyme haben ihre Aufgabe weitgehend erledigt und sind zum größten Teil inaktiv. Nun erst löst sich der Überzug der Dragees. Die aktiven Enzyme werden freigesetzt und können von speziellen Transportmechanismen über die Darmschleimhaut in den Körper aufgenommen werden. Enzympräparate, die für die rektale Anwendung gedacht sind, benötigen keinen säurefesten Überzug.

Verschiedene Mechanismen, mit deren Hilfe der Organismus noch größere Moleküle als Enzyme unbeschädigt aus dem Darm aufnehmen (resorbieren) kann, sind heute bekannt. Es gibt mehrere wichtige, aktive Transportsysteme, über die nur bestimmte Darmzellen in bestimmten Darmabschnitten verfügen. Diese Darmzellen benötigen Energie, um den Transport großer Moleküle durch die Zellmembranen zu bewerkstelligen. Nur für den Interessierten sollen hier die Stichworte der Persorption durch die sogenannten M-Zellen und die Pinozytose im Bereich der Peyer'schen Plaques erwähnt sein. Aber auch wandernde Abwehrzellen (vagabundierende Lymphozyten) können eine nicht unwesentliche Menge von Enzymen aus dem Darm aufnehmen und über die Lymphbahnen transportieren.

Die Enzymtabletten sollte man nicht zusammen mit dem Essen einnehmen, da sie sich mit dem Nahrungsbrei vermischen. Die freigesetzten Enzyme unterstützen dann zwar die Verdauung, ein Teil geht aber für die Resorption verloren.

Der Nachweis der Aufnahme ist schwierig

Obwohl heute sehr empfindliche Bestimmungsmethoden zur Verfügung stehen, ist es immer noch schwer, die Menge der resorbierten Enzyme im Blut und in der Lymphe exakt zu messen. Eine Reihe von Faktoren kann die Resorption beeinflussen. Im Organismus sind die meisten Enzyme zudem an Transportmoleküle gebunden (vgl. S. 26 ff.) und liegen nicht mehr frei vor. Die Nachweismethoden müßten auch die im Komplex gebundenen Enzyme erfassen. In der Praxis sind solche Meßverfahren

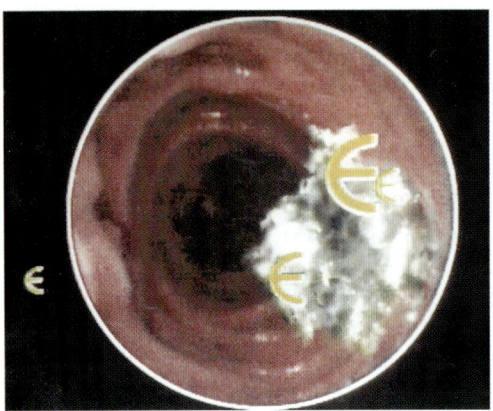 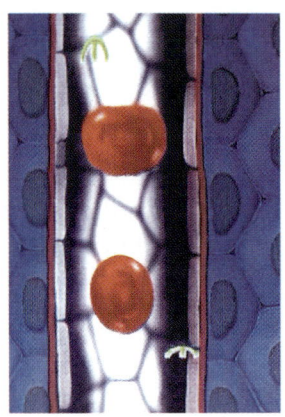

Abb. 6a: Ein Enzymdragee löst sich, dank seines magensaftresistenten Überzugs, erst im Darm auf.

Abb. 6b: Dort werden die aktiven Enzyme freigesetzt, durch spezielle Transportmechanismen aufgenommen und durch die Darmwand in das Blut transportiert.

leider immer noch schwer durchzuführen und oft mit vielen Fehlern behaftet.

Um festzustellen, ob und in welcher Menge Enzymmoleküle aus dem Darm aufgenommen werden, werden sie mit radioaktiven Atomen (Isotopen) markiert. Dadurch können die Enzyme überall im Organismus – auch in einer Blutprobe – mit Meßgeräten wieder aufgespürt werden. Die Isotope bleiben aber nicht immer fest mit dem Enzymmolekül verbunden. Es kommt vor, daß sie sich an andere Moleküle anheften und so die Meßwerte verfälschen. Aus diesem Grund muß man spezielle Verfahren (Gel-Elektrophorese) anwenden, um die radioaktiv markierten Substanzen aus der Blutprobe zu sortieren. Professor Jürgen Seifert von der Universität Kiel untersuchte die Resorption radioaktiv markierter Enzyme und erhielt für die verschiedenen eiweißspaltenden Enzyme unterschiedliche Resorptionsraten. Überraschend war, daß die Resorptionsrate nur wenig von der Größe des Enzyms abhängt. Manche, sehr große Enzyme werden offenbar leichter und schneller aufgenommen, als kleinere.

Eine andere Möglichkeit nachzuweisen, ob ein Stoff resorbiert wird, ist die Messung eines bestimmten Effektes, den diese Substanz im Organismus verursacht. Nach der Einnahme von Enzymen steigt z.B. die Enzymaktivität im Blut deutlich an und erreicht – abhängig vom jeweils gegebenen Enzym und der Dosis – nach einer gewissen Zeit einen

Nahrungsaufnahme reduzieren, wobei kalorienreiche Getränke und Alkohol nicht vergessen werden dürfen. Es wird ein Wunsch bleiben, durch die Einnahme von Enzympräparaten abzunehmen, ohne die Eßgewohnheiten umzustellen. Ernährt man sich entsprechend, so wird man mit – aber auch ohne – Enzympräparate abnehmen.

Viele Krankheiten und nur ein Therapiekonzept?

Sind Enzyme Wundermittel?

Seit nunmehr 40 Jahren werden Enzyme aus Pflanzen (Bromelain, Papain, Amylase, Lipase) und Säugetieren (Trypsin, Chymotrypsin, Pankreatin mit Amylase- und Lipaseaktivität) bei Krankheiten eingesetzt und wissenschaftlich untersucht. Zu Beginn stellte man an Tumorzellkulturen einen krebszellzerstörenden Effekt fest. Auch den hemmenden Einfluß der Enzyme auf das entzündliche Ödem, den Gelenkschmerz und die Hämatombildung konnte man bereits vor 30 Jahren nachweisen und mit gängigen Standardtherapien vergleichen (z. B. Antiphlogistika).

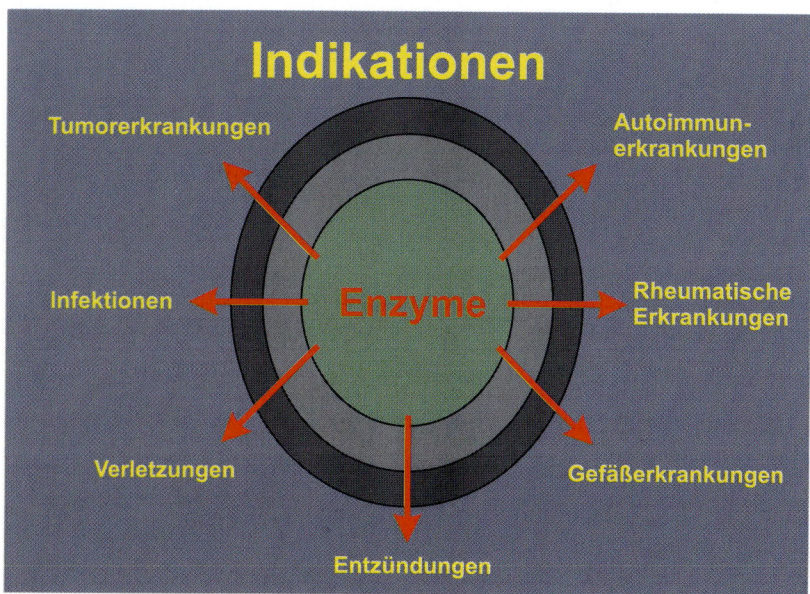

Abb. 7: Die Systemische Enzymtherapie hat vielfältige Indikationen. Nur auf den ersten Blick haben diese verschiedenen Erkrankungen nichts miteinander zu tun.

Zunehmend zeichnete sich ab, daß die Einsatzgebiete der Systemischen Enzymtherapie außerordentlich vielfältig sind. Enzyme unterstützen den Körper in Belastungssituationen, chronischen oder akuten Entzündungen, Gefäßerkrankungen, malignen Erkrankungen und Virusinfektionen. Das ungewöhnlich breite Anwendungsspektrum der Systemischen Enzymtherapie war lange Zeit ein Kritikpunkt. Es bestand völliges Unverständnis darüber, auf welche Weise ein Therapiekonzept bei derart unterschiedlichen Krankheitsbildern wirksam sein kann.

Enzyme – „immunregulierende Wirkstoffe"

Enzymkombinationspräparate sind keine „Wundermittel". Man rechnet sie den Immunmodulatoren („biological response modifiers", kurz BRM) zu. BRM sind ganz allgemein Wirkstoffe, die meist in mehrere Regulationssysteme des Immunsystems eingreifen. Sie können abwehrsteigernd (immunstimulierend) oder die Abwehr wieder aufbauend (immunrestaurierend) oder auch abwehrhemmend (immunsuppressiv) sein. Häufig werden sie eingesetzt, um überaktivierte Komponenten des Immunsystems zu unterdrücken oder andere Bereiche zu stimulieren. Das Ziel ist immer, ein gestörtes Immunsystem wieder zu normalisieren und wieder voll funktionsfähig zu machen. Zur Gruppe der Stoffe, die das Immunsystem in ganz bestimmter Weise (spezifisch) oder nur ganz allgemein beeinflussen, rechnet man neben verschiedenen mikrobiellen und synthetischen Substanzen auch viele Enzyme und vor allem die körpereigenen Zellbotenstoffe (Zytokine wie Interferone, Interleukine und Tumor-Nekrose-Faktor). Es kann durchaus sinnvoll sein, verschiedene BRM's zu kombinieren. Dazu sollte man den Rat eines fachkundigen Therapeuten oder Apothekers einholen.
Seit einigen Jahren werden die Wirkungen der Enzymtherapie auf das Immunsystem systematisch erforscht. Neu entwickelte Techniken der modernen Biochemie und Molekularbiologie gewährt immer tiefere Einblicke in eine bisher verborgene und faszinierende Welt des Organismus. Es zeichnet sich ab, daß die Enzymtherapie an der Basis des Lebens – im Bereich der Ur-Bausteinmoleküle – ansetzt und insgesamt regulierend auf das Immunsystem wirkt. Man beginnt zu verstehen, warum die Enzymtherapie bei – auf den ersten Blick – so unterschiedlichen Erkrankungen einsetzbar ist. Ihre zentrale Bedeutung für das Leben und speziell für das Immunsystem werden im nächsten Kapitel erläutert.

Gibt es eine Gemeinsamkeit aller Erkrankungen?

Auf der Suche nach diesem gemeinsamen Nenner muß man sich die Frage nach dem Wesen des Lebens stellen. Die bekannte, unbelebte Materie besteht aus einer zufälligen Mischung einfacher chemischer Verbindungen und reiner Elemente. Lebende Organismen setzen sich aus Atomen und Molekülen zusammen, die jeweils einzeln betrachtet sich in keiner Weise von denjenigen unterscheiden, die man in der unbelebten Welt findet. Die Moleküle und Atome in den lebenden Organismen gehorchen allen physikalischen und chemischen Gesetzen, die auch für die unbelebte Materie gelten. Sie sind, um bestimmte Funktionen zu erfüllen, in einer höheren Ordnung zu besonderen Molekülen zusammengebaut. Die Herstellung und Erhaltung dieser höheren Ordnung verbraucht ständig Energie.

Besonderheiten des Lebens

Organische Materie hat einige auffallende Merkmale. Zunächst ist es erstaunlich, daß lebende Organismen nur 27 der 92 natürlichen chemischen Elemente nutzen. Über 99 % der Masse der meisten Zellen bestehen nur aus den vier Elementen Wasserstoff, Sauerstoff, Kohlenstoff und Stickstoff. Aus diesen Elementen haben sich eine Reihe recht komplizierter Biomoleküle entwickelt. Die meisten dieser Biomoleküle basieren auf einem Grundgerüst aus Kohlenstoff. Kohlenstoffatome haben die Fähigkeit, daß sie sich zu vielen, ganz unterschiedlichen Strukturen (Ketten, Ringe, Gitter und Kombinationen daraus) zusammenlagern können. Erst diese Vielseitigkeit ermöglicht die Bildung einer Unzahl verschiedener Molekülarten, die wiederum durch den Anbau anderer Atome in unzähligen Variationen vorliegen. Moleküle mit einem derartigen Kohlenstoffgrundgerüst bezeichnet man als organische Moleküle. Jedes dieser organischen Biomoleküle hat ein charakteristisches, unverwechselbares Aussehen.

Die Biomoleküle, die heute in der belebten Natur zu finden sind, wurden schon während der frühen biologischen Evolution als besonders geeignet ausgewählt. Sie sind sehr vielseitig und können innerhalb der Zelle unterschiedliche Aufgaben übernehmen. Die Biomoleküle sind in allen Organismen identisch und stehen miteinander in bestimmten Beziehungen. Sie ermöglichen den Aufbau eines Zellgerüstes, die Speicherung von Information und wirken an dem ständigen, lebenserhaltenden Verbrauch von Energie mit.

Das Baukastenprinzip spart Zeit und Energie

Alle lebenden Organismen basieren letztlich auf vier Grundarten von Biomolekülen. Dazu zählen die Nukleinsäuren (Aufbau der Erbinformation), die Aminosäuren (Aufbau der Eiweißverbindungen), die Zucker (Aufbau der Kohlenhydrate) und die Fettsäuren (Aufbau der Fette). Diese Biomoleküle werden variantenreich zu größeren molekularen Bausteinen zusammengesetzt. Im Laufe der Evolution blieben nur bewährte Bausteine und deren Bauplan im Spiel. Der Pool an brauchbaren Bausteinen wächst somit ständig und nur im Einzelfall sind komplette Neuentwicklungen erforderlich, deren Testphase viel Zeit erfordert. Dieses Baukastenprinzip spart Zeit und Energie und wurde, wie noch gezeigt wird, in der belebten Natur konsequent umgesetzt.

Leben – eigene Regeln

Ein wesentliches Ziel der Forschung ist es, aufzuklären, wie unbelebte Moleküle miteinander in Wechselwirkung gebracht werden, um das Leben zu ermöglichen und auf Dauer zu garantieren. Auch die Moleküle, aus denen sich die lebenden Organismen aufbauen, gehorchen den bekannten chemischen und physikalischen Gesetzen der unbelebten Natur. Es scheint für sie aber ein zusätzliches Regelwerk geschaffen worden zu sein. Dies muß keine neuen – bisher unentdeckte – Naturgesetze beinhalten, aber es müssen Grundregeln sein, denen die Biomoleküle gehorchen.

Die Exekutive dieses Regelwerks sind Enzyme, die erstaunlichsten Eiweiß-Moleküle (Proteine). Sie besitzen vielfältige katalytische Fähigkeiten und haben eine hohe Substratspezifität. Durch sie werden nur bestimmte chemische Reaktionen zwischen bestimmten Partnern zugelassen. Enzyme ermöglichen und steuern alle Stoffwechselprozesse, sie sind die Voraussetzung für das Leben.

Ohne Enzyme ist das Leben nicht möglich

Jeder Teil eines lebenden Organismus hat eine bestimmte Funktion. Das gilt nicht nur für die Organe, wie Herz, Lunge oder Gehirn, sondern auch im Kleinen. Auf molekularer Ebene erfüllt jede individuelle chemische Verbindung, wie Protein und Lipid, ihre ganz speziellen Aufgaben. Jedes Regelsystem des Körpers funktioniert nur durch das exakt festgelegte Zusammenspiel der verschiedenen Enzyme. Im menschlichen Organismus kennt man bereits ca. 2.700 Enzyme und ihre jeweiligen Aufgaben. Sie sind in der Lage Stoffwechselsignale wahrzunehmen und können entsprechend darauf reagieren. Man vermutet, daß im menschlichen Organismus weit über 50.000 verschiedene Enzyme tätig sind.

Zusammenarbeit in Ketten – Reaktionskaskaden

Viele Enzyme sind an bestimmten Stellen innerhalb der Zelle zu Arbeitsgruppen zusammengeschlossen. Diese Art der Organisation ermöglicht eine reibungslose Koordination der verschiedenen lebenserhaltenden Stoffwechselvorgänge.

Mit Hilfe von Enzymen wird Energie umgewandelt und chemisch gespeichert. Die gespeicherte Energie wird dann z. B. dazu genutzt, große Moleküle (Makromoleküle) für die verschiedensten Aufgaben herzustellen. Manche dieser Makromoleküle werden als Vorstufen gespeichert oder in inaktiver Form in Umlauf gesetzt. Erst bei Bedarf werden sie durch andere Enzyme aktiviert. Auch viele Enzyme werden zunächst als inaktive Vorstufen bereitgestellt. Wenn erforderlich, erfolgt die Aktivierung dann im richtigen Augenblick durch ein anderes Enzym.

Dieses Prinzip ist in der Natur weit verbreitet. Die Herstellung (Neusynthese) eines Enzyms würde im akuten Bedarfsfall zuviel Zeit in Anspruch nehmen. Die Aktivierung inaktiver Substanzen wie z. B. Hormone oder Enzyme durch ein anderes Enzym ist eine sehr effiziente Methode, um Reaktionen sofort starten zu können.

Energie für die Zelle – Kooperation vieler Enzyme

Eine Besonderheit lebender Organismen ist ihre Fähigkeit, Energie aufzunehmen, zu speichern und für ihre eigenen Ziele nutzbar zu machen. Dies kann indirekt über die Aufnahme und Umwandlung von Nährstoffen (Tiere) oder direkt durch die chemische Speicherung von Sonnenenergie (Pflanzen) erfolgen.

Bei Tieren wird die Energie in den Zellkraftwerken (Mitochondrien) von zwei komplizierten und eng miteinander verbundenen Enzymsystemen bereitgestellt. In beiden Fällen der Energiegewinnung spricht man von Oxidation. Ein Enzymsystem, die Atmungskette (Cytochrome), „verbrennt" den Wasserstoff aus dem Stoffwechsel mit dem Sauerstoff aus der Atmung zu Wasser. Das andere Enzymsystem, der Zitronensäurezyklus, verbrennt bestimmte Kohlenhydrat-Moleküle unter Bildung von Kohlendioxid (CO_2) und Wasser. Diese speziellen Brennstoff-Kohlenhydrat-Moleküle werden wieder von anderen Enzymen aus dem Kohlenhydrat, dem Fett und dem Eiweiß der Nahrung gewonnen.

Selbstverständlich darf die Energie nur zum Teil und vor allem nicht explosionsartig als Wärme frei werden. Die Enzymsysteme steuern diese lebenswichtigen Vorgänge daher so, daß die „Verbrennung" stufenweise erfolgt. Dadurch ist die Kontrolle der Zell- und Körpertemperatur möglich.

Die gewonnene Energie muß aber auch gespeichert und transportiert werden. An jede energieliefernde Verbrennungsstufe sind deshalb Enzymsysteme gekoppelt, die die freiwerdende Energie sofort auf ein spezielles Molekül, das sogenannte Adenosinmonophosphat (Adenosin-Molekül mit einem Phosphor-Atom, AMP), übertragen. Der Energieübertrag geschieht auf chemischen Weg durch den Anbau zweier energiereicher Phosphor-Atome. Es entsteht das Adenosintriphosphat (Adenosin-Molekül mit drei Phosphor-Atomen, ATP). Wie geladene Batterien können die ATP-Moleküle von der Zelle gelagert oder dorthin transportiert werden, wo gerade Energie benötigt wird. Dies kann z. B. die Herstellung eines Proteins oder auch die Bewegung eines Muskels sein.

Erbsubstanz – hier dürfen nur die „Super"-Spezialisten unter den Enzymen arbeiten

Um ein bestimmtes Protein herzustellen, benötigt die Zelle einen Bauplan. Die Vorlagen entstammen dem Erbgut. Es sind „Abschriften" der entsprechenden Abschnitte (Gene) aus dem Gesamtbauplan des Körpers.

Der Bauplan alles Lebenden ist im Erbgut in Form der Desoxyribonukleinsäure (DNS) und der Ribonukleinsäure (RNS) gespeichert (codiert). Ähnlich den Proteinen sind auch DNS und RNS aus relativ wenigen Bausteinmolekülen (Nukleotide) aufgebaut. Jeweils drei dieser Bausteine bestimmen genau eine der 20 Aminosäuren, aus denen die Proteine aufgebaut sind. Bei den höheren Lebewesen findet sich das gesamte Erbgut in jedem Zellkern. Komplexe Regelmechanismen, die bestimmte Gene aktivieren und andere unterdrücken, führen dazu, daß sich die Zellen zu Gehirn-, Nieren-, Leber-, Haut- oder Blutzellen usw. entwickeln (differenzieren) und diese Spezialisierung bis zu ihrem Tod behalten. Theoretisch könnte man aus einer einzigen Körperzelle einen genetisch identischen Menschen „züchten".

Das komplizierte und gefährliche „Handling" der Gene vertraut die Natur nur besonders spezifischen Enzymen im Zellkern an.

Entstehen im genetischen Code Fehler (z. B. durch UV-Strahlung in den Zellen der Haut), könnte das leicht zur Katastrophe führen. Es gibt daher im Zellkern eine Reihe von Kontrollenzymen, wie die DNA-Polymerase. Sie fährt pausenlos die DNS ab, um entstandene Fehler im genetischen Kode zu suchen. Veränderte Abschnitte werden enzymatisch herausgeschnitten und durch korrekt neu „geschriebene" ersetzt. So wird die Erbinformation immer wieder repariert und bleibt über lange Zeit in der ursprünglichen Form erhalten.

Enzyme aktivieren Hormone

Die Zellen und die Organe im Körper sind über ein fein vernetztes Kommunikationssystem miteinander verbunden. Ein wichtiges Element dieser Kommunikation sind die Hormone. So spielt z.B. bei der Zuckerkrankheit (Diabetes mellitus) das Insulin die entscheidende Rolle. Es wird in der Bauchspeicheldrüse produziert und reguliert in vielen Organen den Stoffwechsel der Kohlenhydrate und Fette. Auch das Insulin ist ein Protein, dessen Herstellung eine gewisse Zeit in Anspruch nimmt. Um im Bedarfsfall sofort reagieren zu können, stellen die Zellen der Bauchspeicheldrüse daher eine inaktive Vorstufe des Insulins, das Proinsulin, auf Vorrat her.

Mit Hilfe eines eiweißspaltenden Enzyms, einer Protease, schneiden die Zellen aus dem Proinsulin das aktive Hormon Insulin heraus. Im Gegensatz zu dem eiweißspaltenden Enzym Trypsin bearbeitet dieses Enzym aber ausschließlich das Proinsulin – und kein anderes Eiweiß; es ist hochgradig substratspezifisch.

Fortpflanzung

Die wohl faszinierendste Eigenschaft lebender Organismen ist aber ihre Fähigkeit, sich aus sich selbst heraus zu vermehren. Diese Reproduktion geschieht in erstaunlich präziser Weise. Hierin liegt die eigentliche Quintessenz des Lebens.

Auch bei der Fortpflanzung spielen viele spezialisierte Enzyme die zentrale Rolle. Blütenpollen werden durch die Aktivität besonderer Enzyme in den Fruchtknoten aufgenommen und eingebaut. Über raffiniert ausgeklügelte Enzymsysteme gelangen auch die Samenzellen fast aller Tierarten in die Eizelle. Die erste Samenzelle, die die Eihaut erreicht, kann aufgrund der Aktivität seiner Enzyme (Akrosin) relativ leicht diese Barriere durchdringen und zum Genom der Eizelle vordringen. Dies aktiviert sofort Enzymhemmstoffe, die das Eindringen weiterer Samenzellen in die Eizelle verhindern. Samenzellen, die später ankommen stehen vor verschlossener Tür.

Enthalten Samenzellen kein Akrosin, sind sie nicht befruchtungsfähig, da sie die Eihülle nicht durchdringen können. Das Fehlen von Akrosin ist eine der häufigsten Ursachen der Sterilität des Mannes.

Komplexe Enzymsysteme sichern auch das Überleben

Lebende Organismen müssen in der Lage sein, sich an ständig wechselnde Umweltbedingungen anzupassen. Ein entstandener Schaden (z.B. durch Verletzung) muß so gering wie möglich gehalten werden. Er muß sich gegen Mikroorganismen und Gifte wehren. Nach einer Erkrankung oder Verletzung muß er seine volle Leistungsfähigkeit so schnell als möglich wieder erreichen.

Zusätzlich müssen körpereigene Zellen, die ihre Aufgabe nicht mehr erfüllen, die von Viren infiziert wurden oder die sich zur Krebszelle umgewandelt haben, gefunden und zerstört werden. Jede der ca. 60 Billionen Zellen muß also ständig kontrolliert werden.

Gerinnung

Bei Verletzungen zerreißen oft auch Gefäße und der Blutverlust kann für den Organismus gefährlich werden. In der Regel steht die Blutung aber schon nach kurzer Zeit wieder. Der Blutklebstoff Fibrin, ein Protein im Blutplasma, bildet ein dichtes Netz, in dem sich die Blutplättchen und die Erythrozyten verfangen. Das Blut gerinnt und dichtet das Leck ab. Normalerweise entsteht das Fibrinnetz nur an einer Verletzungsstelle. Im fließenden Blut löst sich Fibrin sofort wieder auf. Nur seine inaktive lösliche Vorstufe, das Fibrinogen, findet man im Blut. Der Blutklebstoff Fibrin entsteht erst unter dem Einfluß eines Enzyms, des Thrombins. Das aktive Thrombin wird ebenfalls durch ein Enzym aus einer inaktiven Vorstufe, dem Prothrombin, gewonnen.

Die Reaktionskaskade durchläuft bei der Blutgerinnung zwölf Stufen. Diesen komplizierten Weg wählt die Natur, um sicherzustellen, daß die Blutgerinnung nur dann ausgelöst wird, wenn sie wirklich erforderlich ist. Unter dem Einfluß verschiedener Faktoren kommt es dennoch vor, daß das Thrombin aktiviert wird, ohne daß ein Blutgefäß verletzt wurde. Die Folge ist die Bildung eines Gerinnsels im Blutgefäß, einer Thrombose.

Eine Thrombosegefahr besteht, wenn die Strömungsgeschwindigkeit des Blutes zu langsam ist (z.B. in erkrankten Venen mit defekten Venenklappen), bei Ablagerungen an den Gefäßinnenwänden und bei Erkrankungen. Vor allem Krebserkrankungen und Autoimmunerkrankungen führen zu einer erhöhten Gerinnungsbereitschaft des Blutes. Tritt bei einem jüngeren Menschen „aus heiterem Himmel" eine Thrombose auf, sollte vorsichtshalber eine eingehende Untersuchung veranlaßt werden. Proteolytische Enzyme erhöhen die fibrinauflösende (fibrinolytische) Aktivität im Blut.

Fehlt einer der Gerinnungsfaktoren, führen unter Umständen selbst kleine Verletzungen zu gefährlichen Blutungen. Dazu kann es z.B. kommen, wenn das Prothrombin nicht aktiviert wird, weil die Leber kaum mehr Vitamin-K-abhängige Gerinnungsfaktoren herstellen kann (schwerer Leberschaden). Menschen, die an einer erblichen „Bluterkrankheit" (Hämophilie) leiden, müssen sich lebenslang den fehlenden Faktor spritzen.

Das Gerinnungssystem kooperiert eng mit dem Immunsystem und sorgt dafür, daß ein Entzündungsgebiet vom übrigen Körper möglichst abgegrenzt wird.

Immunsystem

Im Laufe der Evolution entwickelte sich ein leistungsfähiges Abwehr- und Reparatursystem mit besonders ausgebildeten Zellen (zelluläres Immunsystem), speziellen Molekülen (humorales Immunsystem) und einer Vielzahl hintereinandergeschalteter Enzymsysteme. Über das komplexeste und am höchsten entwickelte Immunsystem verfügen Säugetiere. Ihm gehören etwa 20 % aller Zellen und etwa 80 % der Proteinmoleküle des Organismus an.

Der menschliche Organismus baut sich aus nur 22 Grundtypen von Eiweißmolekülen auf. Jedes der zahllosen Eiweißmoleküle (Proteine) läßt sich einem dieser 22 verschiedenen Grundtypen, sogenannten Protein-Superfamilien, zuordnen. Alle Eiweißmoleküle einer Familie haben ein identisches Grundgerüst, das allein durch den Anbau anderer Moleküle endlos variabel ist. Dem Baukastenprinzip folgend, setzen sich die Grundgerüste der 22 Protein-Superfamilien aus relativ wenigen molekularen Bausteinen (vgl. S. 54 ff.) zusammen, die ihrerseits wiederum aus Biomolekülen (in diesem Fall den 20 Aminosäuren) aufgebaut sind. Von den 22 Protein-Superfamilien sind 18 in irgendeiner Form am Immunsystem beteiligt. Die wichtigste Protein-Superfamilie ist die sogenannte Immunglobulin-Superfamilie. Zu diesem Grundtyp von Eiweißmolekül zählen alle Antikörperfraktionen (Immunglobuline) und viele Moleküle, die auf den Zelloberflächen sitzen und für die Kommunikation und den direkten Kontakt der Zellen zuständig sind.

Das Immunsystem ist nicht an einem Ort lokalisiert, sondern diffus und durchaus sinnvoll im gesamten Organismus verteilt. Neben dem Gehirn verfügt es als einziges Organ über eine Art Gedächtnis und speichert Informationen. Das Nervensystem und das Immunsystem kommunizieren miteinander. Jedes System versteht und beherrscht die Sprache des anderen und kann darauf reagieren. Die Entdeckung dieser engen Verschaltung ist für das Verständnis von Erkrankungen von enormer

Bedeutung. Das Immunsystem kann direkt in neuronale Funktionen eingreifen, und umgekehrt kann über die Psyche direkt das Immunsystem beeinflußt werden.

Die Immunzellen nutzen neben dem Blutgefäßsystem ein eigenes Transport- und Wegesystem. In dieses Lymphgefäßsystem sind über den Körper verteilt zentrale Sammelstellen (Lymphknoten) für Immunzellen zwischengeschaltet. Dort erfolgt auch die Antigenerkennung. Das Lymphgefäßsystem und der Blutkreislauf sind über das Knochenmark eng miteinander verbunden. Im Knochenmark werden die Stammzellen gebildet, aus denen sich sowohl Immunzellen als auch Blutzellen entwickeln. Junge Immunzellen, für die es noch keinen Auftrag gibt, bleiben im Knochenmark. Erst bei Bedarf werden sie ausgeschleust und verteilen sich dann im gesamten Organismus.

Neben den Lymphknoten haben die Milz und der Thymus als große Reservoirs für Immunzellen eine wichtige Funktion. Während die Milz im lymphatischen System ein reines Zelldepot ist, fungiert der Thymus sozusagen als Schule des Immunsystems. Hier werden junge, unreife Immunzellen zu Thymus-abhängigen T-Lymphozyten ausgebildet. Erst danach können sie ihren Abwehraufgaben – fremdes erkennen und zerstören – im Körper nachkommen.

Die antikörperbildenden B-Lymphozyten werden in anderen, darmnahen Zentralen des Immunsystems ausgebildet und vermehrt. Über das „Bursa-Äquivalent", das diesen Lymphozyten den Namen gab, ist beim Menschen nur wenig bekannt. Der Begriff „Bursa-Äquivalent" geht auf die sogenannte Bursa fabricii der Vögel zurück. Bei Hühnern gelang es erstmals, dieses Organ als Herkunftsort der B-Lymphozyten zu identifizieren.

Grob gesehen umfaßt das Funktionsspektrum des Immunsystems zwei Bereiche:

- *die Immunabwehr durch Zellen (zelluläres Immunsystem)*
  - T-Lymphozyten; mit sehr verschiedenen Arten, insbesondere den zellzerstörenden (zytotoxischen) Lymphozyten sowie Killer-Zellen
  - Natürliche Killer-Zellen; sie werden im weiteren Sinn den T-Lymphozyten zugerechnet
  - Monozyten; sie entwickeln sich auch zu Makrophagen (große Freßzellen)
  - Granulozyten; sie werden auch als Mikrophagen (kleine Freßzellen) bezeichnet
- *die Immunabwehr durch Moleküle (humorales Immunsystem)*
  - Antikörper, sie werden von B-Lymphozyten gebildet
  - Komplement-Proteine
  - Zellbotenstoffe.

Zelluläre Immunabwehr – spezifisch und unspezifisch

Zur „spezifischen zellulären Immunabwehr" bildet das Immunsystem jeweils gegen ein bestimmtes Antigen (z.B. Toxin, Erreger, Tumorzelle) spezielle, besonders ausgebildete, sogenannte zytotoxische Zellen. Diese Zellen können sich vielfach teilen und stellen dann einen großen Teil der weißen Blutzellen im Blutbild. Die Aufgabe der spezifischen zytotoxischen Zellen ist es z.B., Tumorzellen oder virusinfizierte körpereigene Zellen zu zerstören. In aller Regel geschieht das direkt durch den Kontakt der zytotoxischen Zelle mit der „feindlichen Zelle". Killer-Aufgaben übernehmen neben den spezifischen zytotoxischen T-Lymphozyten auch die unspezifischen Killer-Zellen und Makrophagen. Im Gegensatz zu den spezifischen Immunzellen müssen die unspezifischen Immunzellen nicht erst auf ein Antigen „geschult" werden. Sie arbeiten und entscheiden quasi selbständig.

T-Lymphozyten

Die T-Lymphozyten sind die Träger der spezifischen zellvermittelten Immunität. Als zellzerstörende (zytotoxische) oder Killer-Lymphozyten erkennen sie fremde Zellen und vernichten sie. Als Memory(Gedächtnis)-T-Zellen speichern sie beim ersten Kontakt mit Fremdem Informationen

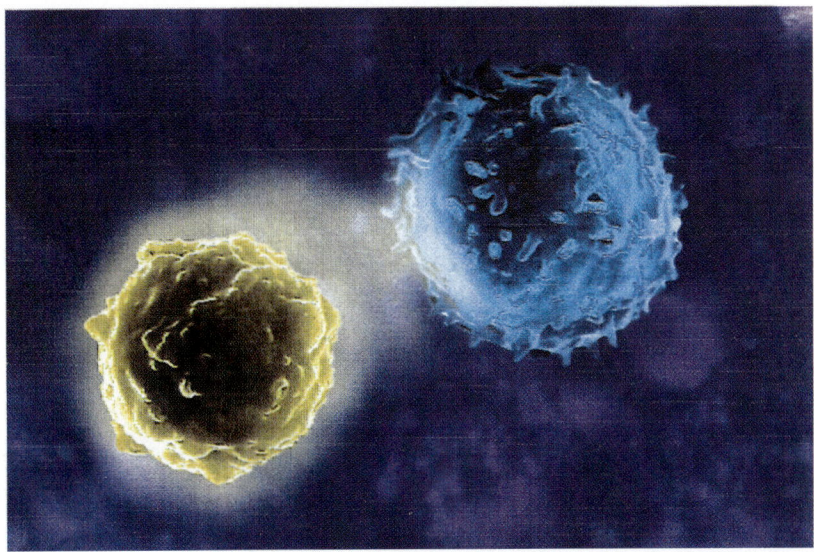

Abb. 8: Helfer-T-Zelle (gelb) stimuliert B-Lymphozyten zur Antikörperproduktion

über das Antigen und veranlassen beim zweiten Kontakt die rasche Bildung speziell geschulter zytotoxischer T-Lymphozyten. Sogenannte Helfer-T-Zellen wirken schließlich bei der Antikörperproduktion durch die B-Lymphozyten mit.

Leider können diesem System Fehler unterlaufen. Manche T-Lymphozyten machen aus noch unbekannten Gründen eine „falsche Schulung" durch und gehen dann gegen körpereigene gesunde Zellen vor. Bei verschiedenen Autoimmunerkrankungen sind derartige T-Lymphozyten offenbar ein wichtiges pathogenes Element.

Makrophagen und Monozyten – die zentralen Zellen der Abwehr

Jeder Organismus hat verschiedene Grenzflächen zur Umwelt. Die Haut und vor allem die Schleimhäute des Verdauungssystems bieten eine große Angriffsfläche. Da über diese Grenzflächen ein Stofftransport (Nahrung, Salze, Wasser) möglich sein muß, ist hier eine besondere Form der Immunabwehr erforderlich. Weder an den Häuten noch im Bindegewebe kann die Abwehr durch Antikörper schnell genug erfolgen. Hier müssen immunkompetente Zellen im Vordergrund stehen, die sich schon „vor Ort" aufhalten.

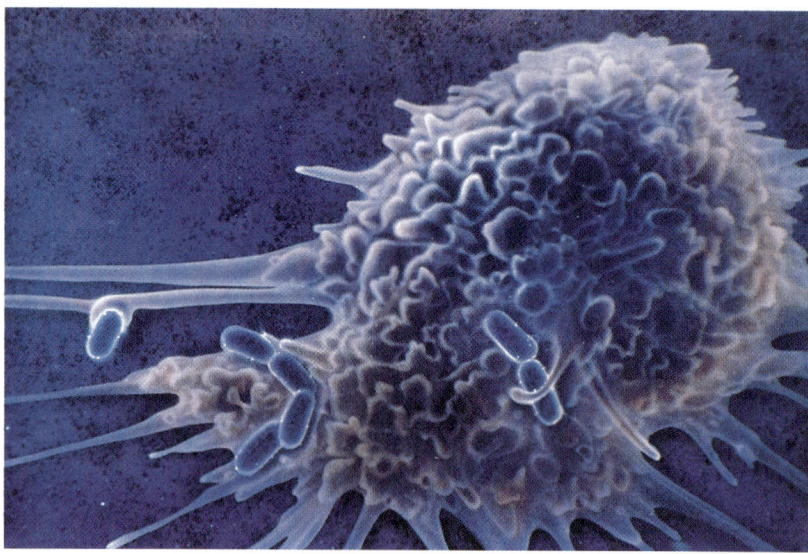

Abb. 9: Makrophage bei der Phagozytose von Bakterien.

Ein gutes Beispiel ist die Lunge. Um bei der Atmung den Gasaustausch zwischen Blut und Atemluft in ausreichendem Umfang zu gewährleisten, ist eine möglichst große Fläche notwendig, an der dieser Prozeß stattfinden kann. Das Lungengewebe besteht daher aus zahllosen winzigen Bläschen (Alveolen) und würde ausgebreitet eine riesige Fläche bedecken. Da der Gasaustausch an den Membranen möglichst ungestört ablaufen muß, ist diese Oberfläche nur wenig geschützt. Trotzdem gelingt es, die zahlreichen mit der Atemluft eindringenden Keime abzuwehren. Diese Aufgabe der Abwehr bewältigen die sogenannten Alveolar-Makrophagen. Sie bilden ein dichtes flächendeckendes Netzwerk im Alveolargewebe, das die Lunge und den Organismus gegenüber der Umwelt schützt. Von dieser Abwehrbarriere werden Erreger aufgenommen und analysiert. Die gewonnenen Informationen geben die Makrophagen als Entscheidungsgrundlage an andere Teile des Immunsystems weiter.

Ähnliche Aufgaben erfüllen Gewebe-Makrophagen für das Immunsystem an Mund-, Darmschleimhaut, Vaginalschleimhaut, Augenschleimhäute usw.. Die normal verhornte und damit gut geschützte Haut wird durch Langerhans-Zellen geschützt. Sie sind in die Haut eingebettet und machen etwa 2 % aller Hautzellen aus. Die Makrophagen gehören einem

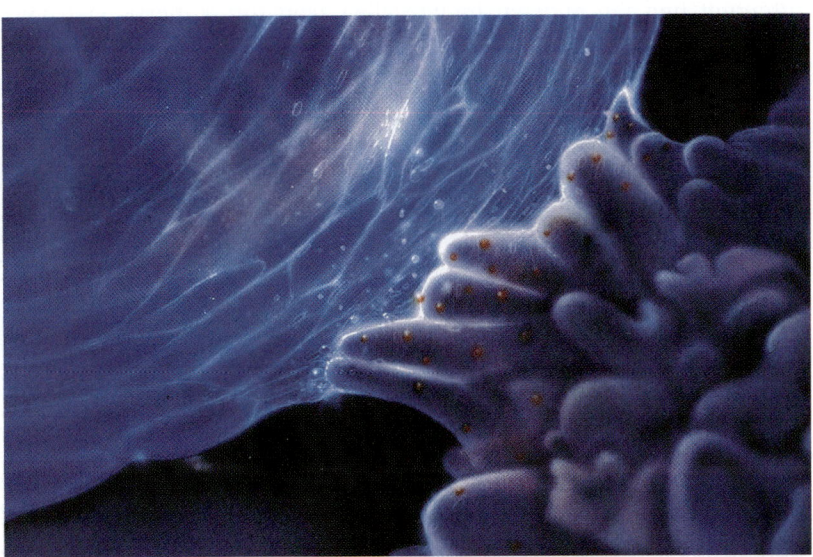

Abb. 10: Makrophage bei der Antigenpräsentation. Der Makrophage hat nach dem ersten Antigenkontakt Informationen gesammelt und zeigt diese Informationen anderen Immunzellen. Es muß entschieden werden, ob der Gegner bekannt ist und wie er bekämpft werden soll.

übergeordneten System an (MPS = mononukleär-phagozytäres-Systems, früher RES oder RHS). Alle Zellen, die diesem MPS angehören, arbeiten eng zusammen und bilden eine funktionelle Einheit. Sie sorgen auch für die Ausleitung und Entgiftung. Dies betrifft neben Rauchpartikeln in der Lunge, auch Zelltrümmer (Detritus), durch Antikörper gebundene Antigene (Immunkomplexe) sowie schadhafte bzw. überalterte körpereigene Zellen. Es ist nicht verwunderlich, daß Mitglieder der Makrophagenfamilie, die Kupffer'schen Sternzellen, auch in der Leber, dem wichtigsten Entgiftungsorgan, zu finden sind.

Wandernde Makrophagen können sich selbständig durch das Gewebe bewegen. Sie umfließen fremdes Material und nehmen bzw. lösen es auf (Phagozytose). Ähnlich den Killer-Zellen sind Makrophagen auch in der Lage, Krebszellen oder virusinfizierte Zellen zu erkennen und zu vernichten. Vagabundierende Freßzellen sind entwicklungsgeschichtlich das älteste Abwehrsystem, das die Natur zum Schutz vielzelliger Organismen geschaffen hat. Primitive Vorläufer der Makrophagen findet man z. B. in Schwämmen. Lange Zeit beachtete man diesen Teil der Abwehr nur wenig. Erst vor einigen Jahren kristallisierte sich die zentrale Bedeutung der Makrophagen heraus. Er ist es, der einen Fremdstoff (Antigen) aufnimmt und ihn anderen Immunzellen zeigt (präsentiert). Erst dann

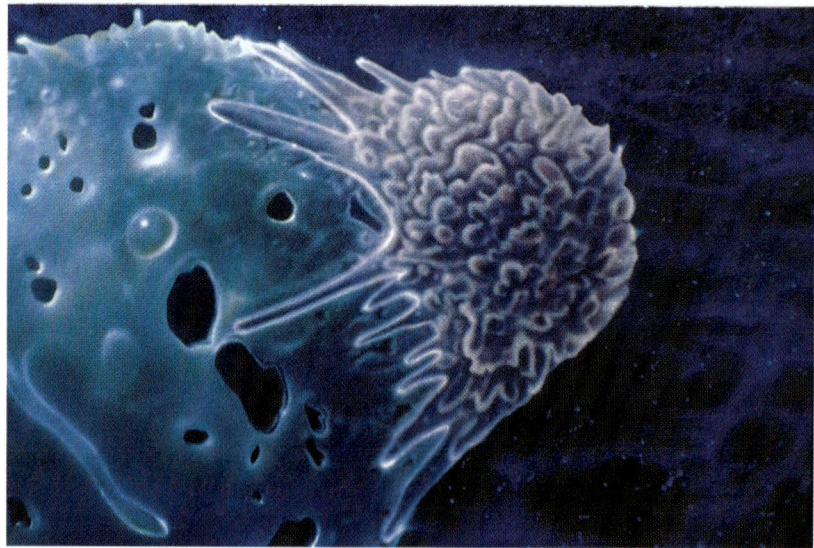

Abb. 11: Ähnlich dem zellzerstörenden Killer-Lymphozyten ist auch der Makrophage in der Lage, eine Tumorzelle zu erkennen und zu zerstören.

fällt die Entscheidung, welche Abwehrschiene (zellulär oder humoral) aktiviert wird.
Genußgifte (Drogen, Alkohol), aber auch Chemotherapeutika, Kortison oder Zytostatika vermindern die Leistungsbereitschaft des MPS-Systems.

Natürliche Killer-Zellen

Zu den unspezifischen zellzerstörenden (zytotoxischen) Zellen gehören die sogenannten Natürlichen Killer-Zellen (NK-Zellen). Sie nehmen eine Sonderstellung ein, da sie keine direkten Nachkommen der Lymphozyten oder Makrophagen sind. Zur Identifizierung einer zu zerstörenden Zielzelle nutzen sie nicht das gewöhnliche, spezifische Oberflächenerkennungsmuster zwischen den Zellen, sondern führen ein eigenes „Scanning" durch. Ihre Chance, aus der Reihe tanzende, körpereigene Zellen (entartete und virusinfizierte Zellen) aufzuspüren ist damit größer.

Granulozyten

Neben den bereits genannten Zellpopulationen spielen noch die Granulozyten als unspezifische Immunzellen eine wichtige Rolle. Sie werden durch Mediator-Substanzen oder Bakterienbestandteile an einen Entzündungsherd gelockt. Diese phagozytierenden Zellen sind an der „Entgiftung" des Gewebes, der Beseitigung von Fremdstoffen (antigenem Material), wesentlich beteiligt.

Enzyme – Stimulation des mononukleären phagozytären Systems (MPS)

Nach ihrer Aufnahme aus dem Darm werden proteolytische Enzyme an Transportproteine (vgl. S. 26 ff.) gebunden. Die Blutkonzentration dieser freien Transportproteine (α1-Antitrypsin und α2-Makroglobulin) wird dadurch gesenkt. Durch eine hohe Konzentration von α2-Makroglobulin im Blut werden die Zellen des Immunsystems in ihrer Entwicklung negativ beeinflußt. Sie sind weniger aktiv. Senkt man die Menge der freien Antiproteinasen im Blut, z.B. durch Gabe von Enzymkombinationspräparaten, wird dieser negative Faktor beseitigt und die Zellen des MPS werden stimuliert.

Aktivierung von Makrophagen und Killer-Zellen

Proteolytische Enzyme erhöhen die Aktivität der Makrophagen und NK-Zellen in der Kultur schon nach wenigen Minuten um das 7- bis 10fache. Diesen, ursprünglich nur „im Reagenzglas" nachweisbaren Effekt, kann man heute direkt an Immunzellen sehen, die einem Patienten einige Stunden nach der Enzymeinnahme entnommen werden.

Eine Möglichkeit, die Aktivität der Makrophagen zu bestimmen, besteht darin, ihre „Gefräßigkeit" zu messen. Dazu bietet man den Zellen eine Art Standardmahlzeit an, die aus schwer verdaulichen Partikeln besteht. Man kann nun sehr einfach zählen, wieviele Partikel ein Makrophage nach einer bestimmten Zeit aufgenommen hat. Diesen „Freßtest" führt man einmal ohne und einmal mit Stimulation durch proteolytische Enzyme durch. Der positive Effekt der Enzyme ist eindeutig.

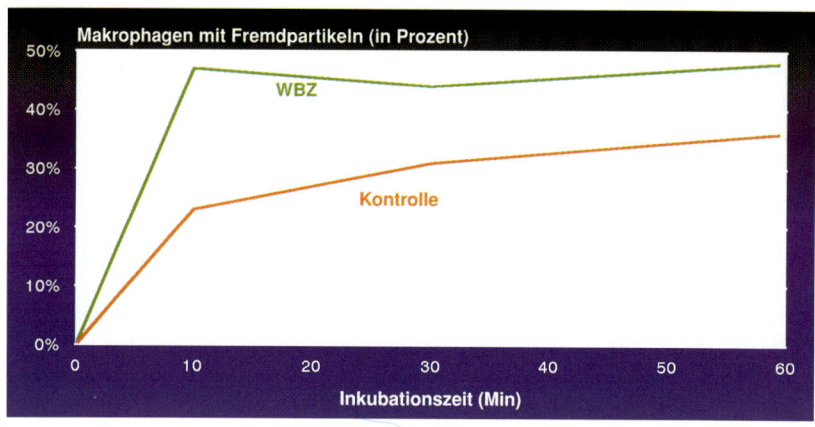

Abb. 12: Phagozytoseleistung von Makrophagen ohne und mit Stimulation durch Enzyme.

Humorale Immunabwehr

Die Vermehrung von Abwehrzellen kostet Zeit und Energie. Zudem kann der Organismus nicht beliebig viele Abwehrzellen in Umlauf bringen. Irgendwann würden die anderen Funktionen des Blutes, wie der Sauerstofftransport durch die roten Blutkörperchen, gestört werden. Die Natur entwickelte daher eine zusätzliches Abwehrsystem mit kleineren, leistungsfähigen und fast beliebig vermehrbaren Komponenten.

Die „humorale Immunabwehr" wird von den im Blut löslichen Abwehrstoffen aufgebaut. Es handelt sich dabei meist um Peptide und Proteine, zu denen auch die Immunglobuline (Antikörper), die Komplement-Proteine und die Zellbotenstoffe (Zytokine) zählen. Alle genannten Abwehrstoffe werden vorwiegend von den Zellen des Immunsystems gebildet. Wie schon bei der zellulären Abwehr, unterscheidet man auch hier zwischen einer spezifischen und einer unspezifischen humoralen Immunität.

Antikörper und B-Lymphozyten – spezifische humorale Immunität

Die spezifische humorale Immunität beruht im wesentlichen auf der Herstellung (Synthese) spezifischer Abwehrproteine, sogenannter Antikörper. Die Antikörper werden von B-Lymphozyten gebildet, wobei hier als eine Art Kontrollfunktion, die Mitwirkung einer spezifischen Helfer-T-Zelle notwendig ist. Nach einem Antigenkontakt entwickeln sich die B-Lymphozyten entweder zu antikörperproduzierenden Plasmazellen oder zu Memory(Gedächtnis)-B-Zellen.

Die zahllosen Antikörper können beim Menschen verschiedenen Klassen zugeordnet werden (A, M, G und E- Klasse). Die Antikörper können unterschiedliche Aufgaben wahrnehmen. Ihre wesentliche Funktion besteht darin, Antigene (Mikroorganismen, Toxine etc.) zu erkennen, sich daran zu binden und sie dadurch als „fremd" zu kennzeichnen.

Die Herstellung eines maßgeschneiderten Antikörpers ist zeitaufwendig. Um auf ein Antigen ohne Zeitverzug reagieren zu können, hält das Immunsystem daher, sozusagen für eine erste Abwehrstufe, einige Millionen Varianten bereit. Der B-Lymphozyt, der den passensten Antikörper herstellen kann, erhält den Vermehrungs- und Produktionsauftrag. Ein ähnliches Prinzip verfolgt die Bekleidungsindustrie. In der Regel kann jeder etwas zum Anziehen finden. Einigen Menschen wird es wie maßgeschneidert passen, anderen nicht ganz so gut. Fast nie wird es einen Menschen geben, der den Laden ohne Kleidung verlassen muß.

Während die „Grundausstattung" an primären Antikörpern freigesetzt wird und gegen die Eindringlinge vorgeht, bereitet das Immunsystem die zweite Abwehrstufe vor. Die über das Antigen gewonnen Informationen wurden an spezialisierte B-Lymphozyten weitergegeben, die nun die gewonnene Zeit zur Produktion maßgeschneiderter (spezifischer) Antikörper nutzen.

Das Komplement-System – unspezifische humorale Abwehr

Entwicklungsgeschichtlich ist das Komplement-System die älteste Form einer humoralen Abwehr. Es handelt sich um eine Reihe von Enzymen, die in einer Reaktionskette ähnlich dem Gerinnungssystem organisiert sind. Ursprünglich, bei frühen (niedrigen) Lebewesen, war die Komplement-Abwehr primitiver aufgebaut, als es bei den Säugetieren der Fall ist. Sie wurde im Laufe der Zeit verfeinert und zuletzt durch die Einbeziehung des spät entstandenen Antikörpersystems perfektioniert.

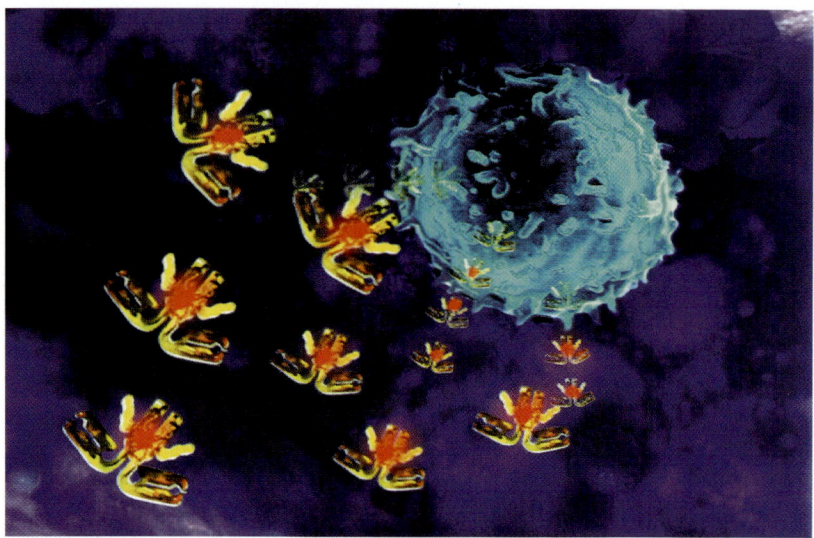

Abb. 13: Nach der Stimulation durch eine Helfer-T-Zelle produziert der B-Lymphozyt Antikörper. Die Antikörper haben noch kein Antigen gebunden. Die C_H2-Region der Antikörper ist rötlich markiert.

Für das Komplement-System ist der Routinefall, daß Bakterien auf ihrer Oberfläche ganz typische „fremde" Molekülstrukturen (z. B. LPS) tragen. Ohne „Rückfragen" kann das Komplement-System gleich direkt die Reaktionskaskade starten, an deren Ende die Bakterienzelle an zahllosen Stellen „durchlöchert" abstirbt. Dieser direkte Aktivierungsweg über das Komplement-Protein C3, ohne Mitwirkung von Antikörpern, wird als „alternativer Weg" bezeichnet. Es handelt sich um das unspezifische „Urkomplement-System".

Kann eine Substanz bzw. Zelle aufgrund ihrer Molekülstruktur nicht eindeutig zugeordnet werden, unterbleibt die direkte Aktivierung des Komplement-Systems. Aus Sicherheitsgründen erfolgt eine Kontrolle durch das Immunsystem. Erst nachdem Antikörper das in Frage kommende Antigen eindeutig als „fremd" gekennzeichnet haben, kommt nun die Komplementaktivierung in Gang. Ein anderes Komplement-Molekül (das C1q) lagert sich an eine bestimmte Stelle des Antigen-Antikörper-Komplexes an und aktiviert das übrige Komplement-System. Dieser Weg der Komplementaktivierung ist durch die Vermittlung der Antikörper spezifisch.

Die Stelle des Antikörpers, an dem sich das Komplement-Protein anlagert, bezeichnet man als C_H2-Region. Diese Region ist einer der

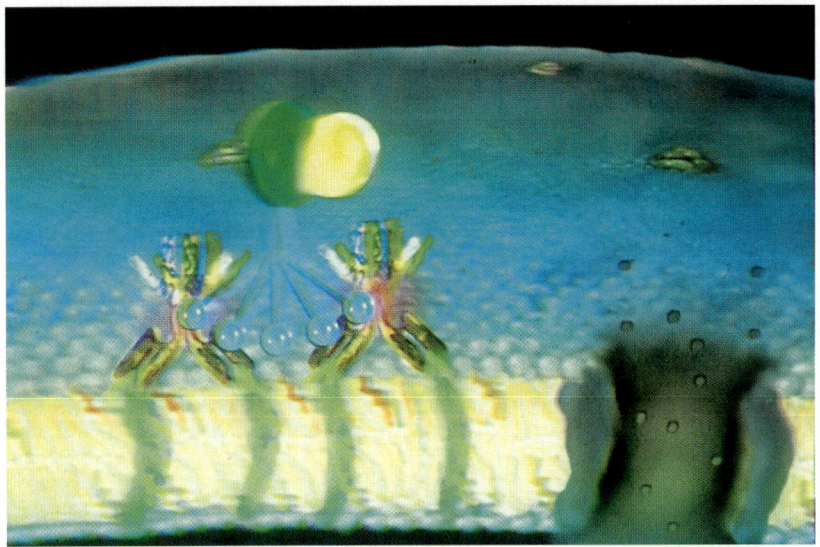

Abb. 14: 2 Antikörper der IgG-Klasse haben eine Zelloberfläche als fremd markiert. Die bindungsrelevante (rötliche) C_H2-Region der Antikörper ist frei. Das Komplement-Protein C1q kann sich anlagern und löst die Komplement-Kaskade aus.
rechts: Hier hat bereits die Auslösung der Komplement-Kaskade zu einem Loch in der Zellmembran geführt.
Die Zelle läuft aus und stirbt.

molekularen Bausteine, aus denen das Grundgerüst der Antikörper und vieler Zelloberflächenmoleküle aufgebaut ist.

Man mag sich jetzt fragen, warum sich die Komplement-Proteine nicht an jeden Antikörper binden. Der Grund ist denkbar einfach. Ein Antikörper, der kein Antigen gebunden hat, hält seine sensiblen Bindungsstellen verdeckt. Erst wenn er ein Antigen binden konnte, wird dieser Bereich – der molekulare Baustein C_H2-Domäne – für das C1q Komplement-Protein zugänglich. Das geschieht durch eine Konformationsänderung, bei der der Antikörper eine andere Form annimmt, sozusagen seine Arme hochhebt.

Leider arbeitet auch dieses System nicht immer fehlerfrei. Sind Zellen durch Antikörper einmal als fremd gekennzeichnet, startet das Komplement-System als Reaktionskaskade ohne Notbremse. Wurden fälschlicherweise gesunde, körpereigene Zellen als fremd gekennzeichnet, werden sie unaufhaltsam zerstört. Das kommt leider – wenn auch selten – vor und führt zur Entstehung oder auch Verschlimmerung verschiedener

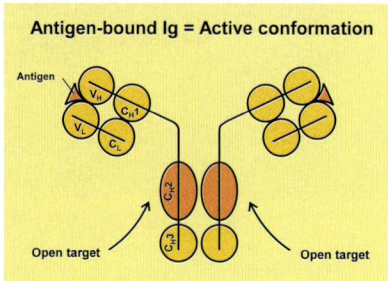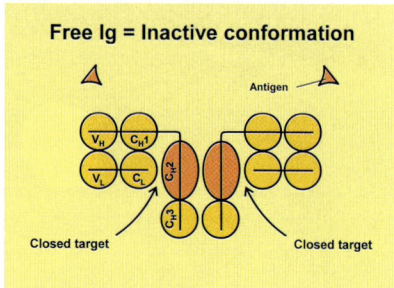

Abb. 15: Antikörper, links mit und rechts ohne gebundenes Antigen (open und closed Target).
Erst nach der Bindung an ein Antigen ändert der Antikörper seine räumliche Anordnung und gibt die Stelle frei, an der das Komplement-Protein C1q binden kann.
Dieser molekulare Baustein, die C_H2-Region, wird von der Natur auch dazu benutzt, viele Zelloberflächenmoleküle aufzubauen.

autoimmunologischen Erkrankungen, wie Rheuma, bestimmte Nierenentzündungen (Glomerulonephritis), Multiple Sklerose usw.

Immunkomplexe

Hat ein Antikörper ein Antigen gebunden, spricht man von einem Immunkomplex. Diese Kennzeichnung fremder Substanzen oder Organismen ist das Instrument einer funktionierenden Abwehr. Die „Fremd"erkennung und Abwehr durch Antikörper ist sehr spezifisch und effizient. Sie hat gleichzeitig fördernde und hemmende Wirkungen auf die zelluläre Immunabwehr. Normalerweise stimulieren die Immunkomplexe die Immunzellen des MPS. Steigt aber die Zahl der Antigen-Antikörper-Komplexe weiter an, kommt es zu einer Hemmung der Phagozytose durch die Freßzellen und damit des Entsorgungssystems. Dies geschieht vor allem dann, wenn sich Immunkomplexe bilden, die durch vorherrschende Mengenverhältnisse zwischen Antigenen und Antikörpern eine bestimmte abnorme Größe besitzen. Die Immunkomplexe blockieren oder „verstopfen" dann das Entsorgungssystem. Sie werden nicht mehr durch die Phagozytose beseitigt und bleiben im Gewebe zurück oder zirkulieren im Blut bzw. in der Lymphe. Diese Immunkomplexe fördern Entzündungen, steigern die Fibrinbildung und hemmen die Immunzellen. Die krankmachenden Immunkomplexe lagern sich an bestimmte Molekülgruppen der Rezeptoren gesunder Zellen an. Je nach ihrem Aufbau, dem Schlüssel-Schloß-Prinzip folgend, kann die Anlagerung bevorzugt in dem Organ geschehen, dessen Zellen Rezeptoren haben, an die sich die jeweiligen Immunkomplexe besonders leicht binden. Die gesunden Zellen

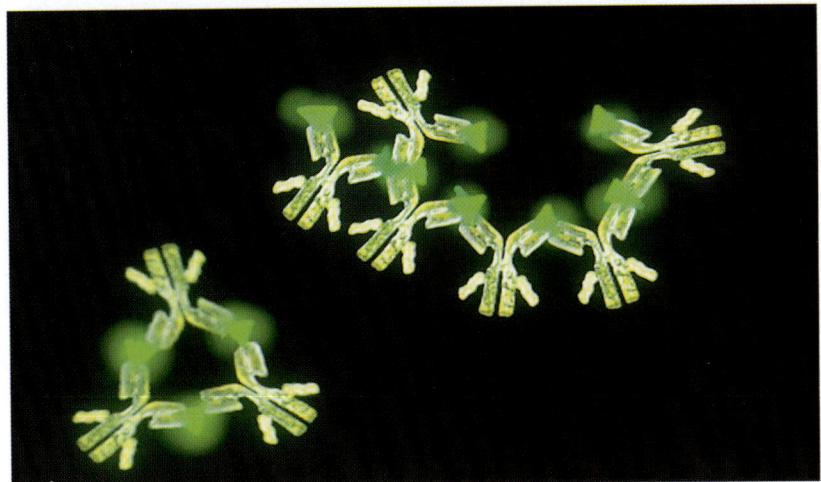

Abb. 16: Immunkomplexe: Verbindungen aus Antigenen und Antikörpern. Unter bestimmten Umständen können diese Immunkomplexe das Immunsystem lähmen und werden zu einem krankheitsauslösenden oder krankheitsverschlimmernden Faktor.

sind damit als „fremd" gekennzeichnet und können das Opfer der Aktivierung der Komplement-Reaktion (Aktivierung der Komplement-Kaskade über C1q mit Zerstörung der Zelle) oder eines direkten Angriffs zellzerstörender (zytotoxischer) Zellen werden. Diese Fehlsteuerung der Abwehr ist die Hauptursache bestimmter Nierenentzündungen (Glomerulonephritis), Nervenentzündungen und auch Erkrankungen des rheumatischen Formenkreises. Viele Untersuchungen haben gezeigt, daß hohe Konzentrationen dieser Immunkomplexe im Blut auf eine schlechte Prognose des Krankheitsverlaufes hindeuten.

Enzyme – Abbau krankmachender Immunkomplexe

Zunächst gelang es im Reagenzglas, mit eiweißspaltenden Enzymen Immunkomplexe aufzulösen. Das Ausmaß des Abbaus war von der Art und der Menge der zugegebenen Enzyme abhängig. Später, mit verfeinerten Meßmethoden, konnte man diesen Effekt dann auch in vivo, das heißt im lebenden Organismus, untersuchen. Diese Untersuchungen erbrachten ferner den Nachweis, daß Enzyme auch die Neubildung von Immunkomplexen hemmen.

Papain ist ebenso wie Pankreatin, Trypsin, Lipase und Amylase etc. in der Lage, die im Gewebe abgelagerten Autoantikörper und Immunkomplexe, wieder von den Rezeptoren der Zellen zu lösen. Die „Fremdkennzeichnung" körpereigener Zellen wird damit aufgehoben und die Zellen bleiben von einem Angriff durch die eigene Immunabwehr verschont. Papain und Trypsin verändern zudem die für das Komplement-Protein bindungsrelevanten Bereiche (C_H2-Region) der Antikörper und Immunkomplexe (vgl. Abb. 17) und verhindern so die Aktivierung der Komplementkaskade.

Durch den direkten Einfluß und als Folge des Abbaus der im Blut und im Gewebe vorhandenen Immunkomplexe weist die Enzymtherapie regulierende oder stimulierende Phänomene im Immunsystem auf.

Zelloberflächenmoleküle – ein Teil des Kommunikationssystems zwischen den Zellen

Die Oberfläche der Zellen, die Zellwand oder Zellmembran, ist nicht glatt und gleichmäßig aufgebaut. Da sie unzählige Aufgaben zu erfüllen hat, sind viele verschiedene Molekülstrukturen (Rezeptoren) mit den unterschiedlichsten Funktionen eingebaut. Dazu zählen auch tunnelartige Kanäle, die den Stofftransport zwischen dem Zellinnern und der Umgebung ermöglichen. Andere Oberflächenmoleküle ragen weit aus der Zellmembran heraus und dienen als Andockstelle für Hormone, Zytokine oder auch für die Oberflächenmoleküle anderer Zellen. Über ihre Zelloberflächenmoleküle tauschen die Zellen untereinander Informationen aus. Dies geschieht entweder durch direkten Zell-zu-Zell-Kontakt oder indirekt durch Zellbotenstoffe. Auf diese Weise erhalten die Zellen z.B. den Auftrag einen bestimmten Stoff herzustellen oder sich zu teilen, um einen Nachbarn zu ersetzen, der bedauerlicherweise gerade durch Alkohol umgekommen ist. Die beauftragten Zellen teilen über andere Oberflächenrezeptoren wiederum ihrer Umgebung mit, daß sie den Auftrag verstanden haben und welche Arbeit sie gerade ausführen.

Oberflächenrezeptoren werden aber auch von Viren mißbraucht, um an der Zelle anzudocken und die Einbringung ihres Erbmaterials zu erzwingen. In der Regel teilt die Zelle diesen Angriff ihren Nachbarn über Botenstoffe (hier das Interferon) mit und schickt meist auch gleich den Bauplan für eine Waffe gegen das Virus mit. Muß die infizierte Zelle nun mit der Produktion von neuen Viren beginnen, so zeigt sie dies pflichtgemäß auf ihrer Oberfläche an. Da die Immunzellen diese neue Oberflächenstruktur nicht kennen (sie ist ein Antigen), greifen sie an und zerstören die infizierte Zelle – bevor sich die Viren vermehren können.

Auch die Freund-Feind-Erkennung zwischen den Zellen und den Immunzellen erfolgt also im wesentlichen durch bestimmte Zelloberflächenmoleküle, die man dann auch als Oberflächenantigene bezeichnet.

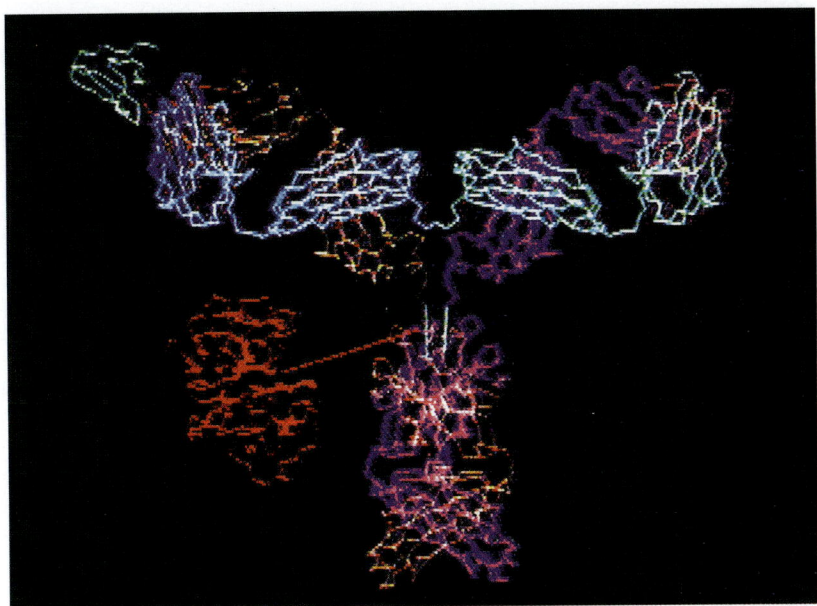

Abb. 17: Die Enzyme Papain und Trypsin verändern die bindungsrelevante C_H2-Region im Antikörper, so daß das Komplement-Protein nicht mehr binden kann.Da dieser Baustein, die C_H2-Domäne, auch in vielen Adhäsionsmolekülen verwendet wird, können über den gleichen Mechanismus auch diese Rezeptoren durch die Enzyme verändert werden.

Zum Aufbau dieser vielen verschiedenen Oberflächenrezeptoren nutzt die Natur einen vergleichsweise kleinen Baukasten mit bewährten molekularen Bausteinen. Eine wichtige Gruppe von Zelloberflächenrezeptoren wird dabei hauptsächlich aus Bausteinen zusammengesetzt, die auch das Grundgerüst der zahllosen verschiedenen Antikörpergruppen, der Immunglobuline, aufbauen.

Diese große Gruppe der Zelloberflächenmoleküle nennt man daher auch „Rezeptoren der Immunglobulin-Superfamilie" Zu ihnen zählen die sogenannten Anhaftmoleküle (Adhäsionsmoleküle) auf den Immunzellen, den Blutplättchen (Thrombozyten), den Innenwanddeckzellen (Endothelzellen) und den gewebeaufbauenden Fibroblasten. Die Adhäsionsmoleküle spielen bei der Blutgerinnung eine Rolle und sind entscheidend an der Metastasenbildung beteiligt. Über spezielle Adhäsionsmoleküle (z.B. ICAM – 1, ICAM – 2) stellen Immunzellen den Kontakt zu den Gefäßwandzellen (Endothelzellen) her und ermöglichen sich die Wanderung aus dem Gefäß in das umliegende Gewebe.

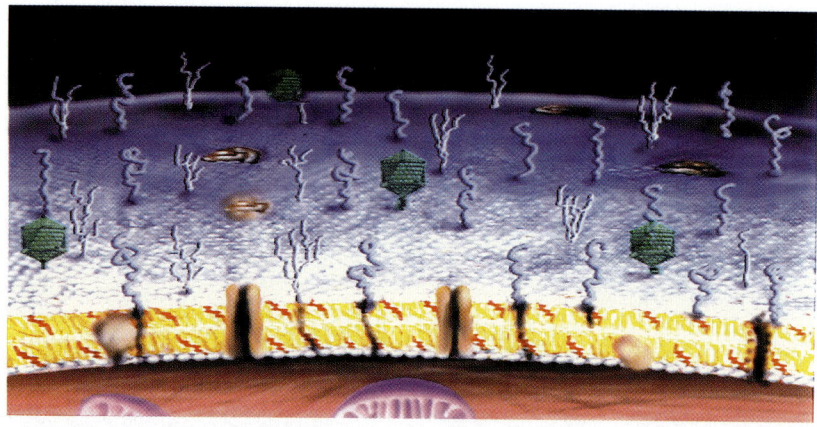

Abb. 18: Die Oberfläche der Zellen, die Zellmembran, ist nicht glatt. Auf ihr sind viele Zelloberflächenmoleküle verankert, die für die Kommunikation, den Stoffwechsel und die Freund-Feind-Kennung verantwortlich sind. Viele dieser Oberflächenmoleküle enthalten als molekulare Bausteine C_H2-Domänen, die durch Papain und Trypsin veränderbar sind. Am unteren Bildrand sind zwei Mitochondrien (die Zellkraftwerke) angeschnitten.

Bis heute ist nur von einem vergleichsweise kleinen Teil (ca. 150) der Oberflächenmoleküle die Funktion bzw. der Botenstoff oder Rezeptor, mit denen sie jeweils zusammenarbeiten (der physiologische Ligand), bekannt. Die verschiedenen Zelloberflächenrezeptoren bestimmen das funktionelle Repertoire der Immunzellen. Keiner der über 150 Rezeptoren, die heute bekannt sind, hat aber eine isolierte einzelne Wirkung bzw. Funktion. Die Rezeptoren stehen miteinander in vielseitiger Wechselwirkung und erfüllen dadurch komplexe „Aufgaben".

Für alle koordinierten Abwehraufgaben, sei es die Bereitstellung von Antikörpern oder die Alarmierung der Killer-Zellen und Makrophagen, ist eine Verständigung über die Zelloberflächenmoleküle notwendig. Je nach ihrem momentanen Einsatz wechseln die Immunzellen ihre Oberflächenmoleküle. In der Nähe des Darms sind sie wesentlich toleranter gegenüber Fremdstoffen als z.B. im Gehirn, wo nun wirklich kein fremder Stoff etwas verloren hat.

Enzyme – Einfluß auf die Zelloberflächenmoleküle

Durch die Veränderung der Rezeptoren auf den Zelloberflächen können die verschiedensten immunologischen Reaktionen gesteuert werden. Eine übermäßige Ausbildung (Expression) der Oberflächenrezeptoren oder eine zu geringe Zahl verursacht Störungen der immunologischen Kommunikation. Enzyme fördern je nach Bedarf die Expression von Zellober-

flächenmolekülen oder reduzieren deren Zahl. Sie tragen zur Erhaltung der physiologischen Balance bei.
Untersuchungen brachten Hinweise darauf, daß Tumorzellen bestimmte Rezeptoren nutzen, um sich eine Einwanderung in das umliegende Gewebe (die Metastasierung) zu ermöglichen. Diese Rezeptoren gehören zu den sogenannten Adhäsionsmolekülen. Neuerdings versucht man einen dieser Rezeptoren, den CD 44, mit speziellen künstlichen Antikörpern zu blockieren und hofft, so die Metastasierung zu verhindern. Proteolytische Enzyme hemmen diese Adhäsionsmoleküle, so daß die Metastasierungsrate deutlich verringert wird. Dieser Effekt konnte für den CD 44- Rezeptor, den man für die Metastasierung von Brustkrebs und Dickdarmkrebs verantwortlich macht, bereits nachgewiesen werden. Auch das, für die Metastasierung des malignen Melanoms (schwarzer Hautkrebs) verantwortliche Adhäsionsmolekül Vitronektin kann durch eine Enzymkombinationsbehandlung gehemmt werden.

Zellbotenstoffe

In gewisser Weise kann man die Zellbotenstoffe als Hormone des Immunsystems ansehen. Die Zelloberflächenrezeptoren bilden zusammen mit den Zellbotenstoffen oder Zytokinen (Interleukine, Monokine, Tumor-Nekrose-Faktor, Interferone) ein Kommunikationssystem. Diese Zytokine – man kennt bisher etwa 20 verschiedene – spielen bei der Regelung immunologischer Reaktionen eine zentrale Rolle. Zellbotenstoffe stellen das Bindeglied zwischen immunspezifischen Reaktionen und Gewebs- und Organregeneration dar.
Die bekanntesten Zytokine sind die Interferone und der Tumor-Nekrose-Faktor (TNF). Letzterer wird vorzugsweise von den Makrophagen gebildet. Die Immunzellen nutzen dieses System, um Feinde zu erkennen – dazu gehören auch ehemals körpereigene Zellen, die entartet (Krebszellen) oder von Viren infiziert sind – um Informationen über den Angreifer weiterzugeben, Verstärkung anzufordern und (speziell der TNF) auch als Waffe für einen direkten Angriff. Zytokine sorgen dafür, daß sich die Zellen des Immunsystems vermehren, wenn dies erforderlich ist an bestimmte Orte gelangen und dort dann eine Immunreaktion einleiten. Die Zytokine wirken über kurze Distanz, lokal, im Gewebe. Verteilen sie sich im übrigen Organismus, sind sie oft für Krankheiten verantwortlich. Es ist kaum möglich, einem Zytokin eine einzelne ganz bestimmte Wirkung zuzuschreiben. Jede diese Substanzen vermittelt komplexe Botschaften, die durch die Botschaften anderer Zytokine verändert werden. Die Gesamtbotschaft, bzw. die erforderliche Reaktion, wird erst durch das Zusammenspiel der verschiedenen Zytokine mit den verschie-

denen Rezeptoren der Zelloberflächen festgelegt. Zur Organisation und Aufrechterhaltung der zellulären und humoralen Immunität kooperieren die Immunzellen über das System der Oberflächenrezeptoren untereinander und mit Antikörpern sowie Zytokinen. In ähnlicher Weise stehen alle Zellen des Organismus miteinander in Kontakt und gewährleisten so das Zusammenspiel für alle Körperfunktionen, die das Leben erhalten.

Freisetzung und Regulation von Zellbotenstoffen

Behandelt man bestimmte Immunzellen (z. B. Monozyten, dazu gehören die Makrophagen) mit Enzymen, produzieren sie wesentlich größere Mengen wichtiger Zellbotenstoffe. Bisher hat man diesen Effekt, der schon 2 – 4 Stunden nachdem man die Zellen mit den Enzymen zusammengebracht hat beginnt, für den Tumor-Nekrose-Faktor (TNF) und das Interleukin (IL1) nachgewiesen. Je nach Art des proteolytischen Enzyms erreicht die Zytokinproduktion nach 6 (Papain), 10 (Amylase) oder 12 Stunden (Bromelain) Maximalwerte.

Die Enzymtherapie hat sich wie andere Medikamente, die TNF, IL2 usw. freisetzen, in der Behandlung von einigen Krebsarten und Autoimmunerkrankungen bereits als wirksam erwiesen. Nach den derzeit vorliegenden Erkenntnissen greift sie auch regulierend in den Haushalt und die Funktion der Zellbotenstoffe ein.

Es zeichnet sich ab, daß die synergistische Wirkung verschiedener Zytokine und der Enzyme therapeutisch nutzbar ist. Hier steht eine Entwicklung am Anfang, die noch große Möglichkeiten eröffnen wird.

Physiologische Regulatoren

Forschungsarbeiten aus jüngster Zeit zeigen, daß das α2-Makroglobulin bei der Regulation immunologischen Reaktionen eine entscheidende Rolle spielt. Dieses Transportmolekül bestimmt die Verteilung, Funktion und Aktivität einer ganzen Reihe der Zellbotenstoffe, einschließlich des Tumor-Nekrose-Faktors. Die jeweilige Funktion des α2-Makroglobulins wird maßgeblich durch das Zusammenspiel mit proteolytischen Enzymen festgelegt. Durch proteolytische Enzyme kann indirekt, über α2-Makroglobulin, in das Kommunikationssystem der Zellbotenstoffe (Zytokine) eingegriffen werden. Hier eröffnen sich Ansätze, ein außer Kontrolle geratenes Zusammenspiel der Zellbotenstoffe (Zytokinsystem) zu behandeln.

Ist das Immunsystem der gemeinsame Nenner ?

Noch ist längst nicht alles bekannt

In den letzten 15 Jahren hat die immunologische Forschung einen enormen Aufschwung erlebt, dessen Ende und Konsequenzen noch unabsehbar sind. Die Einführung neuer Technologien und Meßmethoden ermöglichte die Aufklärung vieler Vernetzungen und Funktionen des Immunsystems. Die zentrale Bedeutung des Immunsystems wird immer bewußter. Niemand kann derzeit diese ineinandergreifenden und sich gegenseitig unterstützenden Systeme in ihrer vollen Komplexität verstehen. Für die Medizin ist der Fortschritt in der Immunologie bisher nur zu einem kleinen Teil therapeutisch umsetzbar.

Das Immunsystem im Gleichgewicht

Das Zusammenwirken aller spezifischen und unspezifischen Komponenten des Immunsystems ist eine wichtige Voraussetzung für die funktionierende Abwehrleistung des Organismus. Der Organismus muß diese vielfältigen, voneinander abhängigen und sich gegenseitig beeinflussenden Regelkreise immer in einem Gleichgewicht halten, einer physiologischen Balance. Diese physiologische Immunhomöostase ist eine Voraussetzung dafür, daß die Abwehr unglaublich schnell auf Reize (Antigene) reagieren kann.

Zum Verständnis dieses doch recht abstrakten Zustandes kann eine Szene aus dem Fußball helfen: Ein Torwart, der einen Strafstoß abwehren will, wird sich in die Mitte seines Tores stellen. Damit ist der Weg zu jeder Seite gleich kurz. Er wird dort auch nicht lässig, die Arme verschränkt stehen, sondern eher eine Haltung einnehmen, die ihm die Chance gibt, möglichst schnell in jede erforderliche Richtung zu springen. In dieser Position deckt der Torwart einen beachtlich großen Bereich seines Tores. Bälle um diese „Mittellage" sind, ohne die optimale Position aufzugeben, leicht abzuwehren, auch wenn sie fast gleichzeitig ankommen. Erst wenn ein Schuß ins „Eck" geht, muß er seine optimale Position aufgeben. Einmal am Boden liegend benötigt der Torwart nun eine gewisse Zeit, bis er wieder die optimale Position eingenommen hat. Einen Nachschuß kann er in dieser Situation nur noch abwehren, wenn dieser etwa in seine Richtung geht. Die andere Torseite bleibt ungedeckt und verletzbar.

Das Immunsystem reagiert ständig auf die verschiedensten Umwelteinflüsse, ohne daß dies auch nur ansatzweise spürbar wird. Jede größere Abwehrreaktion geht aber mit einer Störung der Immunhomöostase einher. In aller Regel kann der Organismus die Immunhomöostase wieder herstellen. Ein Vorgang, der von den im Körper vorkommenden Proteasen unterstützt wird.

Verschiedene Faktoren wie z.B. Veranlagung (genetische Disposition), Erregerexposition, bestimmte Ernährungsgewohnheiten, psychische Belastungen, Nikotingenuß, UV-Strahlung und exzessiver Sport usw. stören die Wiederherstellung des Gleichgewichtes.

Im Verlauf chronischer Erkrankungen und der damit verbundenen ständigen Belastung des Immunsystems, kann es zu einer vom Organismus nicht mehr kompensierbaren Verschiebung der Immunhomöostase kommen. Man spricht dann in dieser Situation von einer unkontrollierten Aktivierung des Immunsystems.

Außerhalb des Gleichgewichtszustandes ist die Fähigkeit des Immunsystems Störungen auszugleichen, schnell erschöpft. Vor allem bei älteren Menschen macht sich dies schnell in einer verminderten Abwehrbereit-

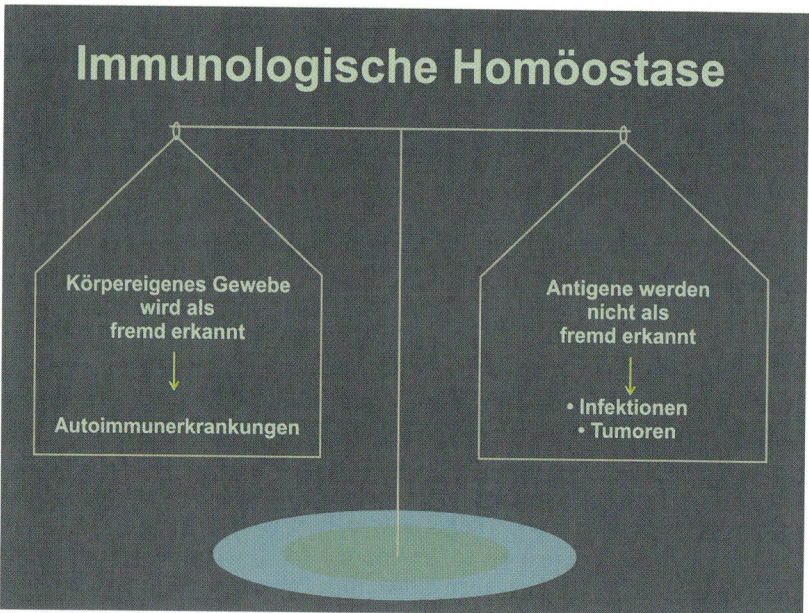

Abb. 19: Das Immunsystem befindet sich normalerweise in einem Gleichgewichtszustand, den man als „physiologische Immunhomöostase" bezeichnet. Ist dieses Gleichgewicht aller, an der Abwehr beteiligten Komponenten gestört, so kann es entweder zu Infektionen oder Krebs kommen oder es treten Allergien und Autoimmunerkrankungen auf. Normalerweise kann der Organismus dieses Gleichgewicht im Laufe seiner Genesung wieder herstellen.

schaft bemerkbar und begünstigt die Entwicklung von Tumorerkrankungen.

Welchen Stellenwert Störungen des Immunsystems haben, wird bei der Betrachtung der Zivilisationskrankheiten klar. Neben Krebserkrankungen treten immer häufiger Erkrankungen auf, bei denen das Immunsystem körpereigene gesunde Zellen angreift. Zu diesen Autoimmunerkrankungen rechnet man das Rheuma, aber auch die Multiple Sklerose sowie verschiedene Hauterkrankungen und Allergien. Allen diesen unterschiedlichen Krankheitsbildern ist eine Überreaktion des Immunsystems gemeinsam, die physiologische Immunhomöostase ist gestört.

Viele der Regelmechanismen werden durch Enzyme gesteuert. Sie aktivieren, stoppen und regulieren die unzähligen Stoffwechselreaktionen. Enzyme sind eine Voraussetzung für die Aufrechterhaltung des Gleichgewichtes aller an der Abwehr beteiligten Systeme.

Das „Immunsystem" auf seinen verschiedenen molekularen und zellulären Ebenen regulierend zu unterstützen, ist das zentrale Element der Systemischen Enzymtherapie. Die eingenommenen Enzyme fördern die Wiederherstellung der physiologischen Immunhomöostase, sie normalisieren die Immunabwehr. Für das Verständnis der Enzymtherapie, mit ihrem umfassenden Anwendungsanspruch, ist es wichtig, diesen zentralen Zusammenhang zu verstehen.

Systemische Enzymtherapie – wie wirkt sie sich aus?

Durchblutung verbessern – auch in den kleinsten Gefäßen

Die Fließeigenschaften des Blutes hängen neben der Zahl und der Eigenschaft der Blutzellen (Flexibilität, Zusammenlagerung von Blutzellen) vor allem vom Serum-Eiweiß-Gehalt des Blutplasmas ab. Den größten Anteil des Serumeiweißes stellt eine inaktive Vorstufe des Blutklebstoffes (Fibrinogen). Blutverlust, Störungen des Gallenabflusses, Diabetes mellitus, maligne Erkrankungen aber auch der physiologische Alterungsprozeß steigern die Fibrinogenkonzentration und beeinflussen so die Blutviskosität negativ. Eine Verminderung der Menge an Fibrinogen verbessert die Fließeigenschaften des Blutes und damit die Makro- und Mikrozirkulation im Organismus.Der Blutkreislauf in den kleinsten Gefäßen (Mikrozirkulation) wird natürlich auch durch die Verformbarkeit der Blutzellen selbst beeinflußt. Beim Durchströmen feinster Kapillargefäße sind die Erythrozyten gezwungen, sich in ihrer Form anzupassen. Mit der Alterung verlieren sie ihre Flexibilität und bleiben „stecken".

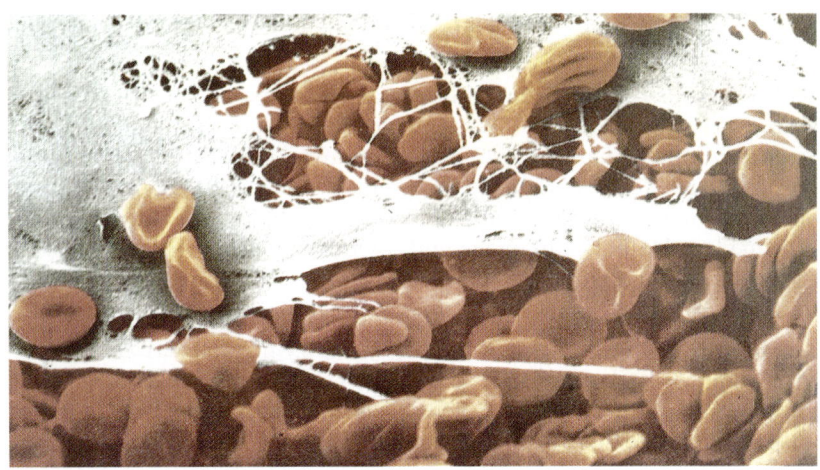

Abb. 20: Erythrozyten (rote Blutkörperchen) sind in einem Netz aus Blutklebstoff (Fibrinnetz) gefangen. Die Fibrinbildung ist eine der Hauptursachen für ein „zähes" Blut. Im Alter sowie bei bösartigen und chronischen Erkrankungen ist die Fibrinkonzentration im Blut erhöht.
Es kommt häufiger zur Gerinnselbildung und zu Durchblutungsstörungen. Enzyme helfen hier

Es gibt zahlreiche Untersuchungen die zeigen, daß die proteolytischen Enzyme durch eine Erhöhung der fibrinolytischen Aktivität im Blut die Fließeigenschaften verbessern. Zudem werden die Erythrozyten wieder flexibler. Neu sind Hinweise darauf, daß die Zusammenlagerung der Blutplättchen, die sogenannte Thrombozytenaggregation, gehemmt wird. Ein Effekt, den auch andere „Blutverdünnungsmittel" wie Acetylsalicylsäure haben.

Gegen Schwellungen und Schmerzen

Ein Reiz, sei es ein eindringendes Antigen oder eine Verletzung, führt im Gewebe zur Freisetzung bestimmter Mediator-Substanzen, die lokal eine Reihe Reaktionen verursachen, womit die Entzündungsreaktion eingeleitet wird (vgl. S. 71ff.).

Die Entzündungsmediatoren (z.B. Histamin) sorgen für eine Weitstellung der Kapillargefäße, wodurch sich große Mengen Blut vor Ort sammeln. Aus den undicht werdenden Blutgefäßen (Permeabilitätsänderung) wandern zur Verstärkung der Gewebemakrophagen weitere Immunzellen ins Gewebe, die die Abwehrreaktion ausbauen. Plasmaproteine, die aus den Gefäßen in das Gewebe austreten, ziehen Wasser mit und verursachen ein entzündliches Ödem. In der weiteren Folge der Entzündungsreaktion wird die Fibrinbildung aktiviert, um den betroffenen Bezirk abzugrenzen. Alle im Überblick genannten Reaktionen sind im Sinne einer funktionierenden Abwehr nützlich aber zweischneidig. Sowohl die Gefäßweitstellung wie auch Ödem und Fibrinbildung beeinträchtigen die Durchblutung. Der resultierende Sauerstoff- und Nährstoffmangel verschlechtert lokal die Lebensbedingungen des Gewebes. Die eingeschränkte Entsorgung der Entzündungsprodukte (Zelltrümmer, Mediatorsubstanzen etc.) verstärkt dies noch zusätzlich.

Proteolytische Enzyme helfen, ausgewanderte Plasmaproteine und Zelltrümmer abzubauen. Der Abtransport kleinerer Bruchstücke über das Blut- und Lymphsystem wird wesentlich erleichtert. Das bestehende Ödem wird schneller abgebaut und eine Neubildung verhindert. Durch die Entlastung des Gewebes nimmt sekundär der Schmerz ab.

Die Verbesserung bzw. Wiederherstellung der lokal gestörten Durchblutung gewährleistet sowohl eine effizientere Entsorgung als auch die adäquate Versorgung des Gewebes mit Sauerstoff und Nährstoffen. Enzyme stimulieren die Phagozytose und unterstützen damit die Reinigung bzw. Entgiftung des Gewebes.

Zu Beginn der Entzündung führen die Entzündungsmediatoren auch zur Aktivierung der für die Schmerzreizempfindung verantwortlichen Rezeptoren. Der Abbau dieser Mediatoren hat einen analgetischen Effekt zur Folge.

Schnellere Heilung

Proteolytische Enzyme greifen in das aktuelle Entzündungsgeschehen ein, ohne die für die Heilung notwendigen körpereigenen Abwehrkräfte zu hemmen. Sie unterstützen und regulieren den physiologischen Entzündungsablauf. Der Abbau von Zellfragmenten (Detritus) und anderen Entzündungsprodukten (Debris) sowie die Stimulation phagozytierender Immunzellen unterstützt die Reinigung des Gewebes. Dies ist eine Vorbereitung für den beginnenden Heilungsprozeß. Die Stimulation der gewebeaufbauenden Fibroblasten trägt dabei zusätzlich zur Beschleunigung des Heilungsvorganges bei.

Immunsystem – häufig ein Langzeiteffekt

Die Systemische Enzymtherapie greift auf verschiedenen Ebenen regulierend in das Immunsystem ein. Die Stimulation der Makrophagen und Killer-Zellen sowie die Ausschüttung und Regulation von Zytokinen wie

TNF sind Wirkungen, die sich je nach Krankheitsbild schnell positiv bemerkbar machen können.
Die Behandlung eines gestörten Immunsystems erfordert dagegen oft Geduld und Zeit. Bei der Behandlung von Autoimmunerkrankungen wie Rheuma, tritt eine Wirkung der Enzymtherapie oft erst nach Wochen oder Monaten ein.

Auf einen Blick

- *Proteolytische Enzyme wirken entzündungshemmend und abschwellend*
  - Sie bauen Zellbruchstücke und Entzündungsmediatoren ab
  - Sie bauen Eiweißmoleküle ab, die aus der Blutbahn in das Gewebe gepreßt wurden und ein Ödem verursachen
- *Proteolytische Enzyme verbessern die Fließeigenschaften des Blutes*
  - Sie erhöhen die Verformbarkeit der roten Blutkörperchen
  - Sie hemmen die Zusammenlagerung der Blutplättchen
  - Sie erhöhen die fibrinauflösende Aktivität im Blut
- *Proteolytische Enzyme unterstützen den Abbau pathogener Immunkomplexe*
  - Sie hemmen die zellzerstörende Wirkung der Komplementkaskade
  - Sie stimulieren die Phagozytoseleistung
- Proteolytische Enzyme wirken regulierend auf das Immunsystem
  - Sie hemmen die Ausbildung von Adhäsionsmolekülen
  - Sie führen zu einer positiven Prägung der Immunzellen des MPS
  - Sie regulieren den Haushalt der Zellbotenstoffe wie TNF und Interleukin
  - Sie aktivieren Makrophagen und die NK-Zellen
- Proteolytische Enzyme erhöhen die Gewebedurchlässigkeit für Antibiotika
- Proteolytische Enzyme beschleunigen die Heilung
  - Sie unterstützen die Reinigung des Gewebes und fördern die Durchblutung
  - Sie stimulieren die gewebeaufbauenden Fibroblasten

Ganzheitliche Therapie

Die Organe des Körpers darf man nicht isoliert betrachten. Sie erfüllen zwar bestimmte und in einigen Fällen klar definierte Aufgaben, sind aber letztlich in einem sich gegenseitig beeinflussenden Informations- und Reaktionsnetz eingebunden. Es ist bis heute nicht gelungen, dieses fein verzahnte Netzwerk in Einzelheiten zu entschlüsseln. Für den Therapeuten bedeutet diese Erkenntnis, daß sich jede lokale gesundheitliche Störung oder jeder lokale Eingriff auf den gesamten Organismus auswirkt. Die chronische Entzündung einer Zahnwurzel kann, obwohl sie selbst dem Patienten keine Beschwerden macht, Auslöser für Magengeschwüre, Kreislaufbeschwerden und Gelenkentzündungen sein.

Auch die psychische Verfassung übt einen direkten Einfluß auf die Funktion der Organe aus. Noch vor wenigen Jahren bezeichnete man Ärzte, die mit einer Psychotherapie Tumorerkrankungen zu heilen suchten, als Außenseiter. Mittlerweile ist bewiesen, daß das Nervensystem und das Immunsystem direkt miteinander in Verbindung stehen. Die sinnvolle Arbeit an der psychischen Verfassung eines Menschen kann seine Abwehrkräfte mobilisieren.

Für diese enge Zusammenschaltung und gegenseitige Abhängigkeit scheinbar getrennt arbeitender Organsysteme gibt es viele Beispiele.

Ganzheitlicher Ansatz der Enzymtherapie

Die Systemische Enzymtherapie reguliert immunologische Reaktionen und beeinflußt auf verschiedenen Ebenen die Durchblutung. Sie ist daher als Basis eines integrativen ganzheitlichen Therapiekonzeptes bei unterschiedlichsten Krankheitsbildern geeignet. Gegebenenfalls kann sie durch andere therapeutische Verfahren ergänzt und verstärkt werden.

Anwendungsgebiete

Entzündungen

Die Fähigkeit, auf Einflüsse aus der Umgebung zu reagieren und dabei Schädigendes (Agens, Noxe, Antigen) abzuwehren, ist ein elementares Grundphänomen lebender Organismen. Ständig wirken belebte und unbelebte schädigende Faktoren (Agentien) auf sie ein. Zur Abwehr laufen Reaktionen ab, die von Molekülsystemen und von Zellen getragen werden. Diese Abwehrreaktionen gewährleisten die Unversehrtheit (Integrität) der Zellen sowie Organe des Organismus und den Erhalt ihrer Funktionen. Die Abwehrreaktionen, ohne die das Überleben eines so komplizierten biologischen Systems undenkbar wäre, kann man unter dem Begriff Entzündung zusammenfassen.

Die moderne Immunologie ermöglichte tiefere Einblicke in einige der zahllosen immunologischen Mechanismen. Störungen in diesen fein vernetzten Systemen sind die Ursache vieler unterschiedlicher Erkrankungen.

Die Natur hat zum Aufbau der komplexen Abwehrsysteme bewährte molekulare Bausteine aus dem Baukasten der Evolution zusammengefügt. Mit proteolytischen Enzymkombinationen ist es möglich, bestimmte molekulare Bausteine zu beeinflussen, die in vielen immunologisch aktiven Systemen Aufgaben erfüllen. Die Beeinflussung zentraler molekularer Bausteine ist der zentrale Wirkmechanismus der Systemischen Enzymtherapie. Die wachsenden Kenntnisse der Immunologie helfen, die Systemische Enzymtherapie (vgl. S. 37ff.) zusammen mit anderen immunologischen Therapieverfahren immer erfolgreicher und gezielter einzusetzen.

Entzündung allgemein

Die Entzündung verursacht einige lokale Phänomene, die man als klassische Entzündungszeichen zusammenfaßt. Schon wenige Minuten nach Einwirken eines Entzündungsreizes entsteht – je nach seiner Stärke – ein meist auf wenige Zellen beschränkter lokaler Gewebeschaden. Durch die Freisetzung bestimmter Substanzen aus den Zellen (Mediatoren) erweitern sich kurz darauf die unmittelbar in der Nachbarschaft befindlichen kleinsten Gefäße (Kapillaren). Die Folge ist eine vermehrte Durchblutung, die sich durch eine lokale Rötung (Rubor) bemerkbar

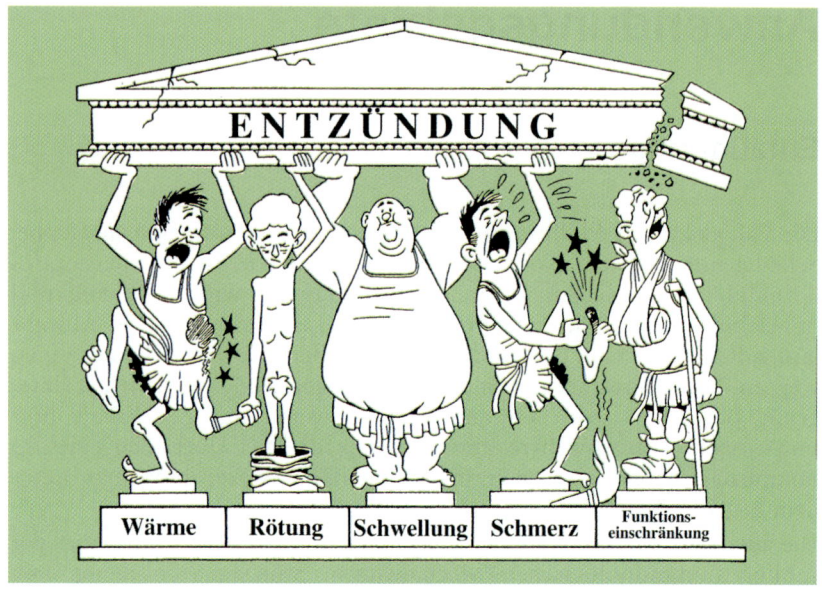

Abb. 21: Die klassischen Entzündungszeichen:Wärme, Rötung, Schwellung, Schmerz und Funktionseinschränkung

macht. Durch die erhöhte Durchblutung und die Aktivierung von Stoffwechselprozessen entsteht Wärme (Calor). Wirkt der Reiz stärker und länger ein, so werden die Wände der umliegenden Kapillargefäße undicht (Permeabilitätssteigerung). Die Folge dieser Entzündungsreaktion sind Durchblutungsstörung, Austritt von Blutserum und auch die aktive Auswanderung von Immunzellen. Zur Abgrenzung und Eindämmung des entzündlichen Geschehens wird Fibrin gebildet. Vor Ort befindliche und eingewanderte Immunzellen vermehren sich. Es entsteht eine entzündliche Schwellung im betroffenen Gewebegebiet. Der erhöhte Druck im Gewebe verursacht Schmerzen (Dolor). Verstärkt werden diese Schmerzen durch eine direkte Wechselwirkung zwischen den freigesetzten Mediator-Substanzen und Schmerzrezeptoren. Schmerz und Schwellung führen zur Funktionseinschränkung, der „functio laesa". Bereits in dieser Phase übernimmt das Abwehrsystem normalerweise eine weitere Aufgabe. Es reinigt das Gewebe von Zellresten (Debris), um die Regeneration zu ermöglichen und einzuleiten.

Neben den beschriebenen Lokalsymptomen gibt es auch Auswirkungen auf den Gesamtorganismus. Durch den Entzündungsprozeß können Eiweißzerfallsprodukte freigesetzt werden, die Temperaturregelung im

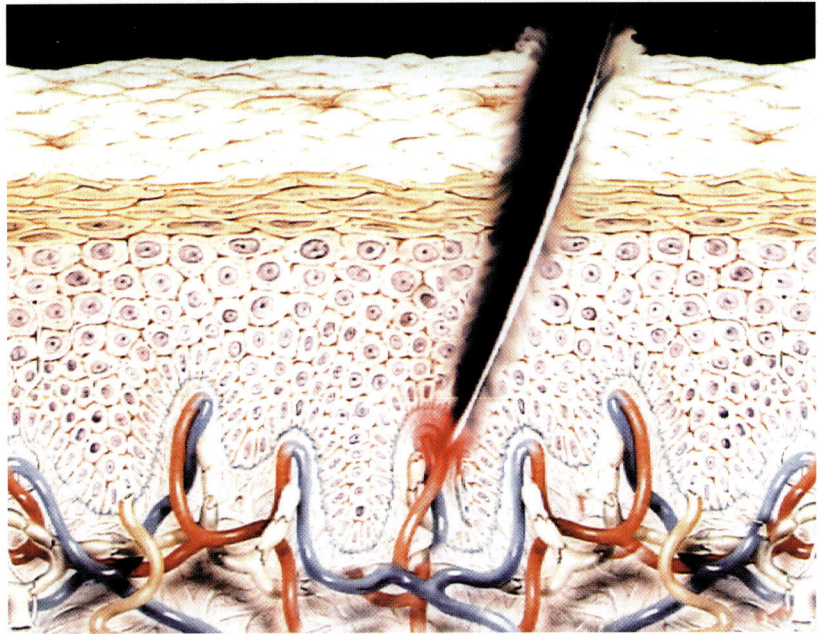

Abb. 22: Ein Messer hat die Haut durchdrungen und ein Blutgefäß verletzt.

Zwischenhirn verstellen und Fieber verursachen. Das Fieber erhöht den Stoffwechselumsatz und führt zu einer vermehrten Durchblutung sowie einer gesteigerten Abwehrstoff- und Immunzellproduktion im gesamten Organismus. Die Bereitschaft der Blutzellen sich zusammenzulagern (Adhäsion) ist gesteigert. Dies drückt sich in einer hohen Blutkörperchensenkungsgeschwindigkeit (BKS) aus.

Die Entzündung ist also Ausdruck einer komplexen lokalen Reaktion des Gefäß- und Bindegewebes auf eine Schädigung. Auslöser sind sowohl äußere (exogene) als auch innere (endogene) schädigende Faktoren (Noxen). Viren, Bakterien, einzellige Lebewesen (Protozoen) und Parasiten sind belebte exogene Noxen. Bei den unbelebten exogenen Noxen unterscheidet man grundsätzlich chemische und physikalische (Strahlung, Kälte, Wärme, Druck usw.) Reize. Die Zellzerstörung durch exogene Noxen führt im Organismus zur Freisetzung von Stoffen, die ihrerseits dann als endogene Noxen anzusehen sind. Sie können zellzerstörend wirken und verstärken bzw. unterhalten die Entzündungsreaktion. Zu den endogenen Noxen rechnet man vor allem auch immunologische Reaktionen, die gegen körpereigene gesunde Zellen gerichtet sind (autoimmun).

Stärke und Ausdehnung der Entzündungsreaktion werden dabei sowohl von der Einwirkdauer und der Aktivität der schädigenden Noxe (z. B. Stärke des Erregers) als auch von der Reaktionsbereitschaft des Immunsystems bestimmt. Das Immunsystem kann die Gefahr erkennen und angemessen darauf reagieren. Fehlerhaft funktionierende Abwehrmechanismen können tödlich verlaufende Infektionen und maligne Erkrankungen begünstigen oder zu chronischen Entzündungen bzw. Autoaggressionskrankheiten führen. Manche Keime und Tumorzellen haben ausgeklügelte Schutzsysteme entwickelt, um das Abwehrsystem zum Teil oder auch vollständig auszuschalten.

Entsprechend dem zeitlichen Ablauf und dem klinischen Bild unterscheidet man verschiedene Arten der Entzündung. Dies sind die perakute (sehr schnell, schwer und tödlich), die akute (schnell und schwer beginnend, meist Ausheilung mit Beseitigung des Agens), die subakute bzw. subchronische (Beginn nicht klar, verzögerte Reaktion, Agens nicht neutralisiert und Ausheilung fraglich) sowie die chronische (langsam schleichender Verlauf mit weiter bestehendem Agens) Entzündung.

Chronische Entzündungen entwickeln sich häufig aus einer akuten Phase, wenn die Abwehrleistung nicht ausreicht, die schädigende Noxe zu beseitigen. Oft ist auch der Erreger bereits vernichtet, einzelne seiner Bestandteile wirken aber weiter als Antigen und unterhalten den chronisch entzündlichen Prozeß. Bei einer abakteriellen Entzündung ist der Einsatz von Antibiotika natürlich sinnlos. Entstehen chronische Entzündungen ohne eine erkennbare akute Vorphase, liegt oftmals eine Fehlsteuerung des Immunsystems vor.

Der Übergang zwischen chronischen und autoimmunbedingten Entzündungen ist fließend.

Enzyme bei jeder Art von Entzündung

Bereits 1965 wiesen verschiedene Ärzte in den USA die Wirkung eingenommener (oral gegebener) proteolytischer Enzyme auf die Entzündung nach. Einige Entzündungszeichen sprechen auf Enzyme besser an als auf Kortison. Die entzündlichen Ödeme bzw. Blutergüsse (Hämatome) bilden sich rascher zurück, ohne aber die für die Heilung notwendige Entzündungsreaktion zu unterbrechen. Im Gegensatz zu Kortison und nichtsteroidalen Antiphlogistika treten bei der Enzymbehandlung keine Nebenwirkungen auf. Die Boxing Association Amerikas schrieb damals den Boxern zwingend vor, trypsin- und bromelainhaltige Medikamente bereits vor dem Wettkampf einzunehmen, um Gewebsschädigungen – vor allem des Gehirns – vorzubeugen.

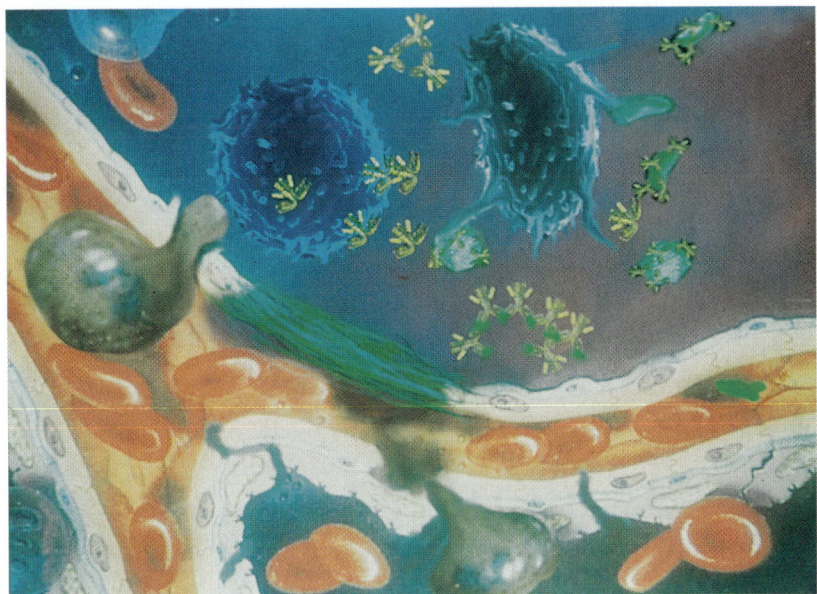

Abb. 23: Das verletzte Gefäß ist bereits durch Blutplättchen und Fibrin verschlossen (braun-faserige Gefäßwand). Durch das Messer wurden aber auch Bakterien und andere Antigene in die Wunde gebracht.Gewebemakrophagen sind vor Ort und beseitigen die Eindringlinge. Ein B-Lymphozyt produziert Antikörper. Einige Antigene sind bereits durch Antikörper als fremd gekennzeichnet. Das Blutgefäß ist im Bereich der Entzündung durch die Entzündungsmediatoren durchlässiger. Weitere Immunzellen wandern an den Ort der Entzündung aktiv durch die Gefäßwand.

Proteolytische Enzyme wirken weitgehend kausal, d.h. es werden nicht nur die Symptome behandelt. In vielen Fällen gelingt es, bei den Ursachen einer Erkrankung anzusetzen. Die Erhaltung bzw. Wiedereinstellung des Gleichgewichtes des Immunsystems wird durch proteolytische Enzyme unterstützt. Die Gefahr, daß sich chronische und autoimmunologische Erkrankungen durch Fehlreaktionen des Immunsystems entwickeln, wird verringert.

Die Systemische Enzymtherapie hat einen verzögert eintretenden schmerzlindernden (analgetischen) Effekt, an dem zwei Mechanismen beteiligt sind. Proteolytische Enzyme spalten die Entzündungsmediatoren (wie Kinine, Prostaglandine), die direkt Schmerzrezeptoren reizen. Zudem unterstützen sie den Abbau der ins Gewebe ausgetretenen Plasmaproteine und Immunkomplexe, durch deren direkte Spaltung und durch Stimulation der Phagozytose. Der damit verbundene Rück-

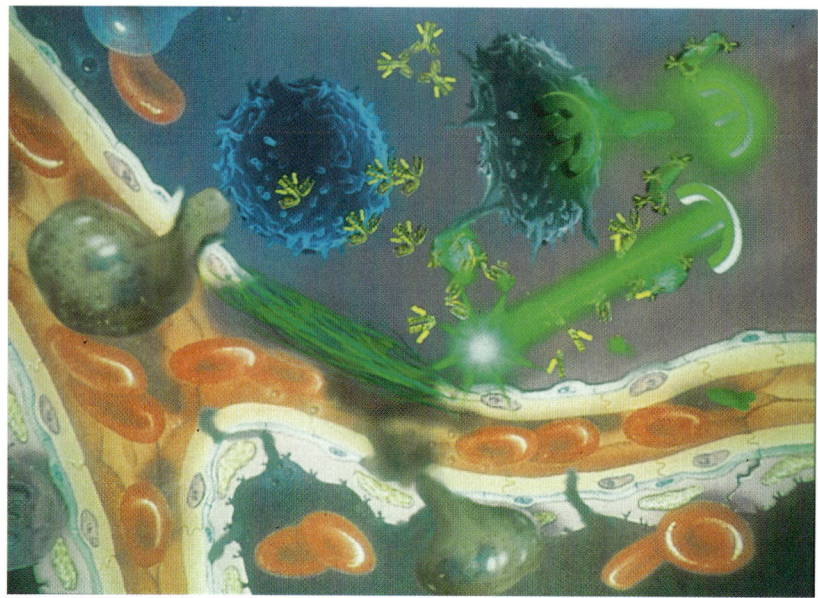

Abb. 24: Enzyme unterstützen den Abbau und Abtransport von Immunkomplexen. Enzyme stimulieren die Makrophagen und damit die Phagozytoseleistung. Enzyme bauen in das Gewebe ausgetretene Plasmaproteine ab und unterstützen so die Rückbildung des entzündlichen Ödems. Enzyme verhindern überschießende entzündliche Reaktionen.

gang des Ödems führt zur Druckentlastung und sekundär Schmerzlinderung.

Enzyme, Vitamine und Mineralstoffe

Es ist empfehlenswert, die Enzymtherapie mit Vitamin- und Mineralstoffgaben zu kombinieren. An erster Stelle sind hier die Vitamine A, C und E sowie die Mineralien Selen, Zink und Magnesium zu nennen. Auf die Dosierung und Kombination der einzelnen Vitamine und Mineralstoffe kann im Rahmen dieses Buches nicht eingegangen werden. Die Dosierungen der Vitamine und Mineralstoffe sollten individuell abgestimmt werden und sich am Krankheitsbild, der Therapie sowie der Konstitution des Patienten orientieren. Jeder Patient muß über die Risiken und Überdosierungserscheinungen vor allem im Zusammenhang mit Vitamin-A-Präparaten informiert sein. Häufig werden aber viel zu geringe Dosierungen empfohlen.

Die gängigen Angaben über die Menge der einzunehmenden Vitamine und Mineralstoffe müßte deutlich nach oben korrigiert werden. Durch die zunehmende Umweltverschmutzung und veränderte Ernährungs- sowie Lebensgewohnheiten ist der Organismus einer steigenden Belastung mit erhöhtem Vitaminverbrauch ausgesetzt.

Die therapeutischen und vorbeugenden Dosierungen für Vitamin A gibt man bei entzündlichen Erkrankungen mit 30.000 – 50.000 I.E. (Internationale Einheiten) an. Zur Behandlung bösartiger Erkrankungen die von den Deckzellen (Epithel) ausgehen werden bis 300.000 I.E. pro Tag (nur unter ärztlicher Aufsicht) verordnet. Diese Angaben beziehen sich auf das sogenannte Retinol-Palmitat. Diese Vitamin A-Variante ist weniger toxisch, als Vitamin A-Säuren. Frauen, bei denen eine Schwangerschaft besteht oder nicht auszuschließen ist, dürfen nicht mehr als 10.000 I.E. Vitamin A pro Tag einnehmen.

Vitamin A wirkt als Immunstimulans und als Radikalfänger. Radikale sind Moleküle, die sehr aggressiv sind und die Zelle schädigen. Sie entstehen im Stoffwechsel oder durch Erkrankungen. Vitamin A unterstützt die Zellen in ihrer Funktion und kann Veränderungen (Entdifferenzierungen) verhindern und sogar rückgängig machen. Die Entdifferenzierung einer Zelle ist der erste Schritt zur Krebsentwicklung.

Vitamin E kann zur Behandlung entzündlicher Erkrankungen unbedenklich in Dosen zwischen 500 I.E. und 1.000 I.E. (auch Mastopathie und Rheuma) pro Tag auch auf Dauer eingenommen werden. Zur Vorbeugung werden 150 bis 450 I.E. empfohlen. Vitamin E ist ein sehr wirkungsvoller Radikalfänger der sich in die Zellmembranen einbaut und sie vor Beschädigungen schützt. Vitamin E und Selen ergänzen sich sinnvoll.

Alle fettlöslichen Vitamine nimmt man am besten in einer Emulsion zu sich. Diese Zubereitungsform nutzt den physiologischen Resorptionsmechanismus im Darm.

Das wasserlösliche Vitamin C kann in Dosierungen von bis zu mehreren Gramm täglich eingenommen werden. Da es über die Nieren ausgeschieden wird, führt es zu einer deutlichen Ansäuerung des Urins. Die Harnansäuerung hat einen günstigen Effekt bei Harnwegsinfekten. Auch Vitamin C ist ein potenter Radikalfänger, der zudem auf verschiedenen Ebenen mit dem Immunsystem zusammenarbeitet. Um die Bildung von Harnsäurekristallen zu verhindern, sollte man gleichzeitig viel trinken.

Bezüglich der übrigen Vitamine und Mineralstoffe wird auf die einschlägige Literatur verwiesen.

Vehikeleffekt für Antibiotika

Die Systemische Enzymtherapie kann bei Infektionen oder bösartigen Erkrankungen in Kombination mit anderen Medikamenten (z.B. Antibiotika und Zytostatika) eingesetzt werden. Enzyme erfüllen eine Art Vehikelfunktion für Chemotherapeutika und steigern so z. B. die Resorption von Antibiotika. Manche dieser Wirkstoffe werden durch proteolytische Enzyme an Orte im Organismus transportiert, die aufgrund des gestörten Gewebemilieus (verringerte Durchblutung, Fibrinabgrenzung, Stoffwechselschlacken) nur schwer erreichbar sind (z. B. entzündlich veränderte Schleimhaut der Nasennebenhöhlen). So ist es möglich, in den erkrankten Gewebebezirken schneller die notwendigen Gewebskonzentrationen der Chemotherapeutika zu erreichen. Dies ist vor allem bei all den Antibiotika und Chemotherapeutika von Bedeutung, die den Organismus mit intensiven Nebenwirkungen belasten. Bei gleicher Dosierung wird eine bessere Wirkung erzielt. Proteolytische Enzyme werden deshalb bei der Behandlung bakterieller Entzündungen (Sinusitis, Prostatitis oder Bronchitis) in Kombination mit Antibiotika, bei bösartigen Erkrankungen zusammen mit Chemotherapeutika (vgl. S. 142 ff.) eingesetzt.

Beispiele häufig vorkommender Entzündungen

Entzündungen der Atemwege nehmen zu

Die steigende Schadstoffbelastung der Atemluft ist sicherlich eine der Ursachen für die Zunahme der Atemwegserkrankungen. Zu erwähnen sind auch Rauchen, Staubexposition und Reizgase. In den Industrieländern leiden bereits über 20 % der erwachsenen Männer an einer chronischen Bronchitis. Aber nur wenige von ihnen fühlen sich gesundheitlich beeinträchtigt und reagieren daher nicht so, wie es sinnvoll wäre.

Die Weltgesundheitsorganisation (WHO) definiert eine chronische Bronchitis als „ständig fortbestehende Entzündung des Tracheobronchialbaumes (Luftröhre und Bronchien), die über mindestens je drei Monate in zwei aufeinanderfolgenden Jahren mit Husten und Auswurf verbunden ist". Die Beeinträchtigung der Atemfunktion zieht im Laufe der Zeit schwere Lungenerkrankungen, wie z. B. das Emphysem, nach sich. Banale Erkältungen ziehen dann meist auch die Luftröhre (Trachea) und die Bronchien in Mitleidenschaft. Schadstoffe reizen die Schleimhaut, lähmen das Flimmerepithel und behindern den natürlichen Reinigungsprozeß der Lunge. Zusammen mit der gestörten Abwehr werden so Infektionen mit Bakterien begünstigt (sogenannte aufgepfropfte Infektionen, Superinfektionen). Die immer wieder auftretenden akuten und chronischen Entzündungen führen zu Umbauprozessen im Gewebe. Gesundes Gewebe kann dabei einmal durch funktionsloses Narbengewebe ersetzt werden oder es entwickeln sich Gewebebezirke mit Zellen, die Vorstadien einer Krebserkrankung sind (Präkanzerosen, Leukoplakien).

In erster Linie ist es wichtig, alle Schadstoffe (Noxen) zu meiden. Eine Infektion mit Bakterien muß antibiotisch behandelt werden und zum Schleimlösen gibt man sogenannte Sekretolytika. Manchmal sind auch Medikamente nötig, um die Bronchien wieder weitzustellen.

Die Systemische Enzymtherapie kann in dieses Entzündungsgeschehen auf verschiedenen Ebenen eingreifen. Enzyme führen zu einer Abschwellung der Schleimhaut und lösen Fibrinablagerungen sowie Mikrothromben auf. Durch die Senkung der Blutviskosität verbessern Enzyme die Durchblutung und damit auch die Sauerstoff- und Nährstoffversorgung des Gewebes. Proteolytische Enzyme bauen die Entzündungsprodukte sowie Immunkomplexe ab und fördern den Lymphabfluß. Sie dienen als „Vehikel" für Antibiotika und erhöhen deren Konzentration am Wirkort. Bei hartnäckigen Bronchitiden verflüssigen proteolytische Enzyme die zähen Schleimmassen. Da das Abhusten erleichtert wird, ist der Auswurf kurzfristig vermehrt.

Entzündete Nebenhöhlen müssen saniert werden

Häufig sind es chronische Nasennebenhöhlenentzündungen (Sinusitis), die immer wieder zu Entzündungen der unteren Atemwege führen. Die Sinusitis selbst entsteht meist als Folge einer Erkältung, wobei z.B. eine Nasenscheidewandverkrümmung (Septumdeviation) begünstigend wirkt. An der zunehmenden Zahl chronischer Nebenhöhlenentzündungen ist die wachsende Umweltbelastung beteiligt.

Liegt ein Eiterspiegel vor, kann eine „scharfe Spülung" sinnvoll sein. Früher brachte man anschließend Antibiotika und Kortikoide direkt in die Höhle ein. Damit sollte die bakterielle Infektion angegangen und gleichzeitig eine Schleimhautabschwellung erreicht werden. Da lokale Antibiotikagaben allergische Reaktionen der Schleimhaut auslösen können und Kortikoide die ohnehin gestörte Abwehrfunktion zusätzlich beeinträchtigen, wird diese Methode heute kaum mehr eingesetzt. In der Regel werden schleimlösende und schleimhautabschwellende Mittel verordnet und gegebenenfalls mit Antibiotika kombiniert. Die Antibiotika erreichen selten die notwendige Wirkstoffkonzentration an der Schleimhaut bzw. im Knochen der betroffenen Nebenhöhle, um eine effektive Therapie zu gewährleisten. Nebenhöhlenentzündungen neigen zur Chronifizierung und die Ausheilung einer chronischen Sinusitis ist sehr schwierig. Die operative Behandlung mit Ausräumung der Schleimhaut erfüllt meist nicht die in sie gesetzten Erwartungen. Man beschränkt sich heute auf die Korrektur eines eventuell vorhandenen Belüftungshindernisses (Septumdeviation) und die Fensterung der betreffenden Nebenhöhle.

Seit den 60er Jahren werden Nebenhöhlenentzündungen zunehmend mit proteolytischen Enzymen behandelt. Bei der akuten Sinusitis gibt man Enzyme zusammen mit Antibiotika, deren Wirksamkeit dadurch erhöht wird. Chronische Nebenhöhlenentzündungen heilen mit einer längerfristigen Enzymtherapie in Kombination mit den Vitaminen A, E und C sowie Mineralstoffen aus. Die Wirksamkeit der Systemischen Enzymtherapie wurde durch klinische Untersuchungen gut belegt, wobei der Behandlungserfolg jeweils durch Ultraschalluntersuchungen objektiviert wurde.

Entzündungen der Eierstöcke und des Eileiters (Adnexitis)

Die Adnexitis ist das klassische Beispiel einer chronischen, rezidivierenden Erkrankung. Die akute Adnexitis wird meist durch Keime verursacht, die über die Scheide und die Gebärmutter (häufig nach Eingriffen oder bei liegender Spirale) aufsteigen. Seltener ist die Keimaussaat und Infektion über das Blut- und Lymphsystem. Chronische Adnexitiden entstehen als Folge einer nicht ausgeheilten akuten Entzündung oder auch auf dem Boden autoimmunologischer Reaktionen.

Die akute Adnexitis muß immer antibiotisch behandelt werden. Zusätzlich gibt der Arzt entzündungshemmende Medikamente, um die Entzündungsreaktion und die dadurch bedingten Verklebungen (Adhäsionen) gering zu halten. Verklebungen im Bereich der Adnexen sind häufig der Grund für Unfruchtbarkeit. Entzündungshemmende Medikamente (nichtsteroidale Antiphlogistika (NSAR)) können vor allem bei längerfristiger Einnahme Nebenwirkungen verursachen und zu Störungen des Immunsystems und der Regeneration führen. Kortison darf bei chronischen Adnexitiden ohnehin nur noch in Ausnahmefällen gegeben werden.

Die Systemische Enzymtherapie ist hier überlegen und nebenwirkungsarm. Da sie das Immunsystem nicht hemmt, sondern dessen Funktion unterstützt, ist sie in allen Stadien der Erkrankung einsetzbar. Bei Patientinnen mit subakuter bzw. akuter Adnexitis wird die Enzymtherapie mit einem spezifischen Antibiotikum kombiniert.

Klinische Untersuchungen von Professor Fritz Dittmar, vom Lehrkrankenhaus Starnberg, und Professsor Rainer Weißenbacher, von der Universitätsfrauenklinik München-Großhadern, belegen, daß durch die Enzymtherapie die durchschnittliche Behandlungsdauer deutlich verkürzt wird. Schon nach kurzer Zeit bessern sich die Laborwerte und der Tastbefund. Meist besteht nach 14 Tagen eine nachhaltige Beschwerdefreiheit. Rezidive treten nach einer Enzymbehandlung wesentlich seltener auf.

Prostatitis

Die Prostata und die Samenbläschen des Mannes sind das Gegenstück zu den Adnexen der Frau. Bei zwei Drittel der 25 bis 40jährigen Patienten mit Prostatabeschwerden handelt es sich um reine funktionelle Störungen des Genital- und Analbereiches oder der Prostata. Nur ein Drittel der Patienten weisen eine echte Entzündung der Prostata auf. Da sich die Symptome funktioneller Beschwerden und die einer Entzündung kaum unterscheiden, hat häufig selbst der Spezialist Schwierigkeiten, die richtige Diagnose zu stellen. Bei älteren Patienten sind Prostataadenome und -karzinome häufiger.

Eine akute Prostataentzündung geht meist mit Fieber und Schüttelfrost einher. Sind Bakterien die Ursache, muß eine gezielte Antibiotikatherapie durchgeführt werden. Begleitend verordnet der Arzt Schmerzmittel. Trotz der Antibiotikatherapie kann die akute Prostataentzündung in eine chronische Form übergehen. Die chronische Prostatitis verläuft fast immer symptomlos und ist oft abakteriell. Antibiotikagaben sind wirkungslos, da der ursprüngliche Erreger keine Rolle mehr spielt.

Die Systemische Enzymtherapie sollte bei der Prostatitis immer angewandt werden. Sind Keime nachweisbar, ist die Kombination mit einem spezifischen Antibiotikum notwendig. Zur Behandlung einer chronisch abakteriellen Prostatitis ist die zusätzliche Gabe beruhigender und durchblutungsfördernder pflanzlicher Mittel ausreichend. Auch Sitzbäder und eine milde Hydrotherapie können sich günstig auswirken. Auf einen weichen Stuhl sollte man achten.

Harnwegsinfekte

10 % der Europäer leiden an Harnwegsinfekten, wobei die Harnblase meist mitbetroffen ist. Die Ursache der akuten Blasenentzündung (Zystitis) ist fast immer eine bakterielle Infektion der Blasenschleimhaut. Bei Frauen entsteht die Blasenentzündung oft durch Keime, die über die kurze Harnröhre aufsteigen. Von der Blase kann die Infektion schließlich bis zum Nierenbecken hochwandern (Pyelonephritis). Umgekehrt können Keime vom Nierenbecken aus absteigen und Harnwegsinfekte hervorrufen. Möglich ist auch die Keimaussaat in die Nieren über das Blut- und Lymphsystem.

Die Entstehung der Harnwegsinfektion wird z.B. durch Kälte, Fremdkörper oder einen Harnstau begünstigt. Auch hormonell bedingte Veränderungen der Schleimhaut sowie Bestrahlungen oder giftige (toxische) Substanzen hemmen das Immunsystem in der Blase.

Die akute Blasen- und / oder Nierenbeckenentzündung kann in der Regel mit einer gezielten Antibiotikatherapie gut angegangen werden. Begleitende Maßnahmen sind Bettruhe, eine ausreichende Flüssigkeitszufuhr und Schmerzmittel. Bei bestehenden Vorschäden besteht ein großes Risiko, daß die akute Entzündung chronifiziert.

Die Enzymtherapie ist die ideale Ergänzung einer gezielten Antibiotikatherapie. Diese kombinierte Behandlung führt – wie in klinischen Untersuchungen festgestellt wurde – zu einer wesentlich höheren Antibiotikakonzentration und zu einer schnelleren Ausheilung. Enzyme lindern die Schmerzen, fördern die Durchblutung und verhindern eine Ausweitung und Chronifizierung der Entzündung. Die zusätzliche Einnahme der Vitamine A, E und C wird empfohlen.

Bauchspeicheldrüsenentzündung

Die akute Bauchspeicheldrüsenentzündung ist eine sehr ernste und plötzlich auftretende Erkrankung. Alkoholmißbrauch, fette Mahlzeiten, aber auch Gallenwegserkrankungen und chirurgische Eingriffe in der Bauchhöhle können sie auslösen. Risikofaktoren sind erhöhte Blutfettwerte, Störungen im Calciumhaushalt, Magengeschwüre, Mumpsinfektion und eine Kortisoneinnahme. Bei gut einem Viertel der Patienten bleibt die Ursache der Bauchspeicheldrüsenentzündung jedoch unklar. Man vermutet autoimmun bedingte Entzündungen. Die Bauchspeicheldrüse ist der Lieferant von Insulin und Verdauungsenzymen. Ist sie entzündet, so beginnt sie gewissermaßen damit, sich selbst zu verdauen. Je nach Schweregrad der Entzündung quillt das Organ auf (Ödem) oder zerfällt blutig (hämorrhagische Autolyse). Die akute Pankreatitis muß in der Klinik behandelt werden. Es erfordert einen enormen therapeutischen Aufwand, den Zustand des Patienten zu stabilisieren. Die Medizin hat dabei kaum Möglichkeiten ursächlich einzugreifen. Häufig werden die Patienten bereits bewußtlos in die Klinik eingeliefert. 20 – 30 % versterben an den Folgen der Erkrankung.

Die chronische Pankreatitis schreitet schleichend fort und ist zunächst schmerzlos. Mitunter sind Gewichtsverlust, Fettunverträglichkeit, Blähungen und Fettstühle die ersten Anzeichen der Erkrankung. Eine relativ frühe Komplikation der Pankreatitis ist die Zuckerkrankheit (Diabetes mellitus). Die chronische Pankreatitis, bei der autoimmunologische Prozesse eine entscheidende Rolle spielen, kann unbehandelt zu einem Organversagen führen. Die Therapie der chronischen Pankreatitis umfaßt eine spezielle Diät sowie die Gabe von magensäurebindende Mitteln (Antazida) und Verdauungsenzymen. Wichtig ist, daß diese Enzyme bereits im Magen freigesetzt werden, um die Verdauungsfunktion optimal zu unterstützen. Bei diesen Enzympräparaten verzichtet man daher auf einen säurefesten Überzug der Dragees oder Tabletten. Ein operativer Eingriff ist z.b. sinnvoll, wenn das Bauchspeicheldrüsensekret nicht abfließen kann (Stein oder Verengung) und ursächlich für die Entzündung ist. Zusätzlich sollte hochdosiert die Systemische Enzymtherapie eingesetzt werden. Die Ergebnisse einer kontrollierten klinischen Langzeituntersuchung sind vielversprechend. Durch die Systemische Enzymtherapie nehmen die Schmerzen ab, die entzündlichen Reaktionen bilden sich zurück und Komplikationen treten seltener auf. Vor allem Patienten, die aufgrund zusätzlicher Begleiterkrankungen wie Störungen der Lungenfunktion, Einschränkungen der Nierenfunktion oder Diabetes mellitus besonders gefährdet sind, profitieren von dieser Zusatzbehandlung. Die zusätzliche Einnahme von Vitaminen und Mineralstoffen wird empfohlen.

Operationen und Verletzungen

Verletzungen und operative Eingriffe ziehen entzündliche Reaktionen nach sich. Oft bestehen vor notwendigen Operationen bereits krankheits- oder verletzungsbedingte Schwellungen, Blutergüsse und Entzündungsreaktionen. Diese erschweren den Eingriff und erhöhen das Risiko von Wundheilungsstörungen.

Ein erhöhtes Risiko bringen auch postoperativ auftretende Gewebereaktionen für den Patienten mit sich. Überschießende Gewebereaktionen mit massiven Schwellungen und Entzündungen verzögern die Heilung und fördern zusammen mit der Bewegungsarmut (Immobilität) des frischoperierten Patienten Komplikationen durch Gerinnsel (thrombembolische Komplikationen).

Bei der Behandlung von Verletzungen und in der chirurgischen Nachsorge ist es also wichtig, abschwellende (antiödematöse), entzündungshemmende und fibrinolytische Mittel einzusetzen. Die Behandlung sollte nach Möglichkeit keine Nebenwirkungen haben und die natürlichen Heilungskräfte des Körpers unterstützen. Um thrombembolischen Komplikationen vorzubeugen, wird in der Klinik in den ersten postoperativen Tagen meist eine Prophylaxe mit Heparininjektionen durchgeführt. Diese kann durch die Einnahme von Enzymkombinationspräparaten ergänzt werden.

Gewöhnliche Verletzungen beschränken sich meist auf die Weichteile. Oft versorgen sich die Patienten selbst. Für den Selbstmedikationsbereich ist eine nebenwirkungsarme und unbedenkliche Behandlung besonders wichtig. Proteolytische Enzyme erfüllen diese Forderung. Sie vermindern die Blutviskosität, verbessern die Durchblutung, fördern die Rückbildung von Blutergüssen und reduzieren Schwellungen, ohne das Immunsystem und die Regeneration zu beeinträchtigen. Durch Enzymkombinationspräparate wird der Hämatomabbau deutlich beschleunigt.

Der Nutzen einer Enzymtherapie ist durch zahlreiche klinische Untersuchungen bei verschiedenen Verletzungsmustern gründlich belegt. Beispiele sind kürzlich abgeschlossene Untersuchungen bei operativer Knochenbrucheinrichtung (Frakturreposition, Osteosynthese), Meniskusentfernung (Meniskektomie) sowie der konventionellen Behandlung von Sprunggelenksverstauchungen und Weichteilverletzungen.

Als wesentliche Vorteile der Systemische Enzymtherapie lassen sich folgende Punkte zusammenfassen:

deutlich (signifikant)

- schnellere Beweglichkeit

- weniger Schmerzen

- kürzere Arbeitsausfallzeiten

bei

- sehr guter Verträglichkeit

- sehr guter Akzeptanz bei den Patienten

und

- günstigen Therapiekosten

Enzymbehandlung bei zahnchirurgischen Eingriffen

Bedingt durch die gute Durchblutung der Mund-Kiefer-Region treten nach operativen Eingriffen in der Zahnheilkunde sehr oft massive postoperative Ödeme auf. Einer Schwellungs- und Entzündungsvorbeugung bzw. -therapie kommt hier besondere Bedeutung zu. Die Keimbesiedlung im Mund erfordert eine funktionierende Abwehr, wenn nach chirurgischen Eingriffen die Heilung rasch gehen soll.

Aus der Zahnheilkunde bzw Kieferchirurgie liegen mehere Studien vor, die die hervorragende Wirksamkeit der Enzympräparate belegen. Patienten, die Enzyme einnahmen, hatten wesentlich geringere postoperative Schwellungen und konnten daher auch häufig auf Begleitmedikamente (z. B. Schmerzmittel) verzichten. Nach größeren Eingriffen ließ die schnellere Abheilung des Wundgebietes eine frühere Krankenhausentlassung zu. Dies ist im Hinblick auf die Kostendämpfung von Bedeutung. Die Enzymeinnahme sollte bereits vor dem zahnchirurgischen Eingriff beginnen und dann bis zum 7. postoperativen Tag fortgesetzt werden.

Schnellere Wundheilung trotz Bakterien

Der Heilungsverlauf nach Operationen im Analbereich ist ein eindrucksvolles Beispiel für die Leistungsfähigkeit der Abwehr. Schon die Operationsvorbereitung kann im Analbereich keine keimfreien Bedingungen gewährleisten. In der Nachsorge stellt sich dann das Problem, daß ein Kontakt der Wunde mit dem Stuhl oft nicht zu vermeiden ist. Dennoch, die Wunden haben in der Regel eine gute Heilungstendenz.

Da die Analregion sehr schmerzempfindlich ist, sind Schmerzmittelgaben (Analgetikagaben) nicht zu umgehen. Auch eine Lokalbehandlung mit Sitzbädern, die Förderung der Wundreinigung (z. B. durch Dextranpolymere) und die Stuhlregulation sind sinnvolle unterstützende Maßnahmen. Eine zusätzliche Enzymkombinationsbehandlung beschleunigt die Heilung nach proktologischen Operationen um bis zu 40 %. Schmerz, Schwellung, Sekretion und Blutungen nehmen schneller ab. Die Narbenbildung, oft ein Grund späterer Beschwerden, ist geringer. Dieser positive Effekt wurde auch in feingeweblichen Untersuchungen (Histologie) nachgewiesen. Innerhalb weniger Tage verdreifacht sich in der Operationswunde enzymbehandelter Patienten die Zahl der Immunzellen. Dies ist ein eindeutiger Hinweis auf die einsetzende Heilung. Die Patienten benötigen durch die Enzymtherapie weniger Medikamente (z. B. Schmerzmittel).

Sportmedizin

Die Gesundheitsexperten empfehlen eine vernünftige körperliche Betätigung durch Sport und Spiel. „Vernünftig" ist dabei, daß der Organismus, seine Kraft und Ausdauer, nicht überlastet wird. Die individuellen Unterschiede sind groß und vor übergroßem Ehrgeiz kann man nicht genug warnen. Es gibt eine Reihe guter Anleitungen, die auch dem völlig Untrainierten langsam und schonend wieder „auf die Beine helfen". Die Kehrseite der Medaille ist die zunehmende Zahl von Verletzungen und gesundheitlichen Langzeitschäden, die durch die übergroße Sportbegeisterung aller Altersschichten verursacht wird. Für die Solidargemeinschaft der Renten- und Krankenversicherten bedeutet dies bereits heute ein großes finanzielles Problem. Daneben sind in der heutigen Zeit Arbeitsausfälle eine ernstzunehmende wirtschaftliche Belastung. Vielfach wird deshalb für Risikosportarten eine zusätzliche Versicherung verlangt. Obwohl kleinere Verletzungen meist selbst versorgt werden, kommen immer noch jährlich etwa 1 Million Patienten mit Sportverletzungen zum Arzt oder in die Klinik. Nahezu 80 % dieser Verletzungen sind Prellungen und Zerrungen.

Bei einer Sportverletzung denkt man primär an ein akut eintretendes Ereignis. Der wesentliche Teil der Gesamtkosten entsteht allerdings erst durch die sogenannten Sportschäden. Hierunter versteht man entweder die Folgen bzw. Defektheilungen nach einer Sportverletzung oder die langsam und zunächst unbemerkt eintretenden krankhaften Veränderungen durch Fehl- oder Überbelastungen im Leistungssport.

Gewebezerstörungen und Gefäßzerreißungen, die durch eine Verletzung verursacht werden, führen zu einer Entzündung. Wie schon weiter oben bei den Entzündungen beschrieben, sind an dieser Entzündungsreaktion Mediatorsubstanzen (Histamin, Prostanoide usw.) beteiligt, die von verschiedenen Zellen freigesetzt wurden. Die Bruchstücke der zerstörten Zellen wirken auf das Immunsystem als Fremdstoff (Antigen) und aktivieren zusammen mit den verschiedenen Mediatoren die Abwehr mit ihren Freßzellen (Phagozytose).

Die Soforttherapie besteht in Kühlung, Kompression und Ruhigstellung. Meist werden kortisonfreie (nichtsteroidale) Entzündungshemmer (NSAR) eingenommen. Das Ziel ist, die Schmerzen zu lindern und die Schwellung zu vermindern. Leider verursachen auch kortisonfreie Entzündungshemmer teilweise erhebliche Nebenwirkungen und es stellt sich zudem die Frage, ob durch ihren Einsatz nicht mögliche Spätschäden provoziert werden. Nichtsteroidale Antiphlogistika hemmen das Immunsystem und auch die Regeneration des Gewebes. Die vollständige Ausheilung einer Verletzung kann dadurch verhindert werden.

Die kombinierte orale und lokale Behandlung mit proteolytischen Enzymkombinationspräparaten bringt bei Traumen sehr gute Resultate und bietet gegenüber herkömmlichen Medikamenten entscheidende Vorteile. Die Entzündungsreaktion wird auf das notwendige Maß reduziert, das Immunsystem wird stimuliert und die Geweberegeneration wird unterstützt. Im Vergleich zu synthetischen Entzündungshemmern ist die Übergangsphase zwischen Ruhigstellung und Mobilisierung deutlich verkürzt. Um einen schmerzlindernden Soforteffekt zu erzielen, ist es in der Akutphase aber sinnvoll, kurzzeitig kortisonfreie (nichtsteroidale) Entzündungshemmer zu geben.

Vorsorge gegen Sportverletzungen

Die prophylaktische Einnahme von Medikamenten kann das Verletzungsereignis selbst nicht verhindern. Gelingt es aber, akute entzündliche, überschießende Reaktionen von vornherein zu dämpfen, wird der Heilungsprozeß in seiner Gesamtheit beschleunigt und der sekundäre Gewebeschaden fällt geringer aus. Für den Leistungssport forderten daher

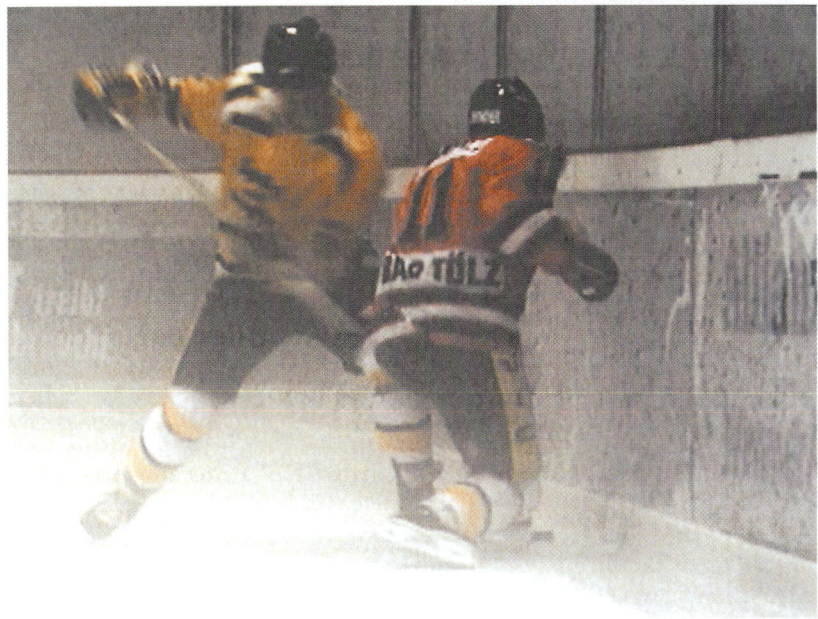

Abb. 25: Eishockeyspieler im Nahkampf. Die Spieler nahmen an einer Untersuchung teil, die die Wirksamkeit der Enzymtherapie belegte. Die vorsorgliche Einnahme der Enzympräparate führte zu Vorteilen im Heilungsverlauf.

sportärztliche Verbände in den USA schon vor Jahren eine derartige Prophylaxe. Diese sollte aber nebenwirkungsfrei sein.

Um herauszufinden, ob durch die prophylaktische Gabe von Enzymen die Sportfähigkeit eines verletzten Spielers schneller wiederherzustellen ist, nahmen Bundesliga-Eishockeyspieler über zwei Spielzeiten an einer kontrollierten Doppelblindstudie teil. Dr. Sepp Wörschhauser, der ärztliche Betreuer, leitete diese Untersuchung. Er konnte zeigen, daß die Enzymtherapie nicht nur zu einer schnelleren Abheilung und zu kürzeren Trainingsausfallzeiten führt, sondern auch eine echte nebenwirkungsarme Vorbeugung ermöglicht. Die verletzungsbedingten Schwellungen und Schmerzen treten erst gar nicht im üblichen Ausmaß auf.

Durch die prophylaktische Einnahme von Enzymkombinationspräparaten leiden Sportler seltener an Muskelkater. Kommt es zu einer Verletzung, ist die Ausprägung der Symptome geringer. Personen, die einen Sport mit hohem Verletzungsrisiko nachgehen, profitieren von einer vorsorglichen Enzymeinnahme . Es ist dabei ausreichend, eine Stunde vor dem Risikoeintritt mit der Prophylaxe zu beginnen.

Gefäßerkrankungen

In den westlichen Industrienationen sind fast die Hälfte aller Todesfälle auf eine Arteriosklerose zurückzuführen. Die Hälfte der Menschen über 50 Jahren leidet zudem an Krampfadern (Varikosis). Gefäßerkrankungen sind damit sicherlich eines der Hauptprobleme in der medizinischen Versorgung. Die Systemische Enzymtherapie hat sich, in Kombination mit anderen Verfahren, in der Therapie der oberflächlichen und tiefen Venenentzündung sowie der arteriellen Verschlußkrankheit bewährt.

Gefäßerkrankungen allgemein

Die Gerinnung des Blutes und die Wiederauflösung entstandener Blutgerinnsel ist ein lebenswichtiger Balanceakt, an dem viele Enzyme beteiligt sind. Wird dieses Gleichgewicht gestört, so kann es entweder zu unstillbaren Blutungen und Hämatomen oder aber, was beim alten Menschen sehr viel häufiger ist, zu Venenthrombosen, Entzündungen, Herzinfarkten und Lungenembolien kommen.

Damit ein Blutgerinnsel entstehen kann, müssen sich Blutplättchen und Thrombozyten an der Gefäßwand anheften. Sie setzen dann einen Stoff frei, der den eigentlichen Gerinnungsvorgang auslöst. Gegenspieler ist ein ständig im Blut vorhandenes Enzym, welches die Blutgerinnung verhindert und geronnenes Blut wieder auflöst. Dieses Enzym, das man Plasmin nennt, kann von bestimmten Zellen der Gefäßinnenwände aktiviert werden. Diese Zellen bieten somit einen Schutz gegen eine unnötige und gefährliche Gerinnselbildung. Bei jungen Menschen hat etwa jede 200ste Gefäßinnenwandzelle die Fähigkeit, Plasmin zu aktivieren. Mit zunehmendem Alter nimmt ihre Zahl jedoch ab. Die Wahrscheinlichkeit, daß sich ein Blutgerinnsel bildet nimmt auch aus diesem Grund mit dem Alter zu.

Die Bildung von Gerinnseln innerhalb der Gefäße wird durch krankhafte Veränderungen der Gefäßinnenwand, eine verlangsamte Blutströmung und eine erhöhte Gerinnungsneigung begünstigt. Bei der Entstehung arterieller Thrombosen stehen vorausgegangene Schäden der Gefäßwände als Ursache im Vordergrund. Venenthrombosen entstehen dagegen meist durch einen verlangsamten Blutstrom (Stase) und / oder eine erhöhte Gerinnungsneigung des Blutes.

Arteriosklerose

Arteriosklerose ist ein Sammelbegriff für alle Arterienerkrankungen, bei denen zunächst keine entzündliche Reaktion im Vordergrund steht. Im Rahmen der Arteriosklerose wird die Arterienwand bindegewebig umgebaut. Die Gefäßwand verdickt sich, wird hart und verliert an Elastizität.

Sind z.B. die Koronararterien des Herzmuskels von der Arteriosklerose betroffen, so kann der Herzmuskel über diese verengten Gefäße nicht mehr optimal mit Sauerstoff versorgt werden. Vor allem unter Belastung treten dann Schmerzen und Engegefühl im Brustbereich (Angina pectoris) auf. Man spricht von einer koronaren Herzkrankheit. An den veränderten Gefäßwänden bilden sich sehr leicht Gerinnsel, die an einer bestehenden Engstelle zu einem völligen Verschluß der Herzarterie führen können. Dadurch werden Teile des Herzmuskels von der Blutversorgung abgeschnitten und sterben ab (Herzinfarkt).

Arterienverkalkung

Die Arterienverkalkung oder Atherosklerose ist eine Erkrankung mit fortschreitender (progredienter) Fetteinlagerung in die Arterienwand. Ist die Arterieninnenwand (Endothel) geschädigt, wird die Anlagerung

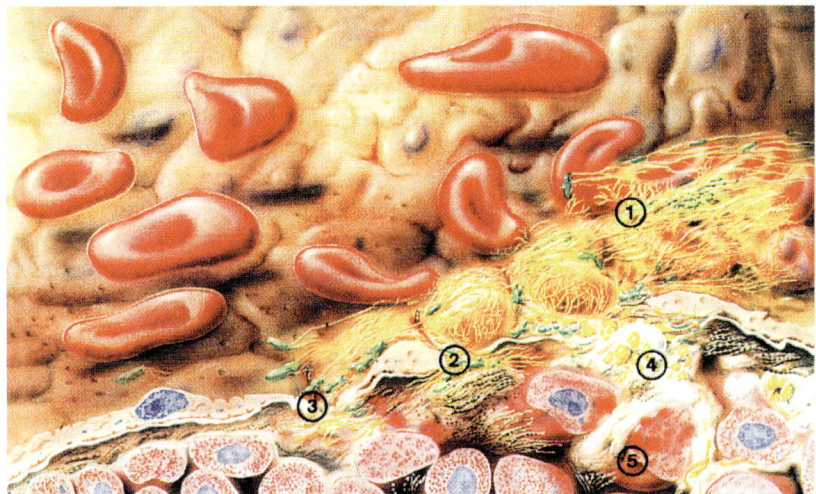

Abb. 26: Die kranke Arterie
1. Fibrinablagerung
2. Thrombozytenaktivierung
3. Endothelläsion
4. Lipideinlagerungen mit beginnender Sklerose
5. Entzündungen mit Aufquellung der Muskelwand

von kleinen Blutgerinnseln, herdförmigen Ansammlungen von Fetten (mit hohem Cholesterinanteil) und Calcium gefördert. Die Fette und der Blutklebstoff wandern zwischen die Zellen des Gefäßes in die tieferen Schichten der Wand ein. Dort führen sie zu einer Verdickung und eventuell auch zu weiteren Schäden in der Gefäßwand, was wiederum das Fortschreiten der Erkrankung beschleunigt. Das Gefäß wird allmählich weniger durchgängig für das Blut. Durchblutungsstörungen, wie das Raucherbein und offene Stellen am Unterschenkel sind die Folge.

An diesem Krankheitsgeschehen sind neben der Veranlagung und dem Alter weitere Risikofaktoren beteiligt. Dazu gehören hohe Cholesterinwerte, Rauchen, Übergewicht, die Zuckerkrankheit, Bluthochdruck, Bewegungsarmut aber auch chronische Entzündungen wie die rheumatoide Arthritis. Je älter der Mensch wird, umso eher kommen mehrere solcher Risikofaktoren zusammen. Leiden die Eltern oder nahen Verwandten an Gefäßerkrankungen, ist das Risiko, selbst zu erkranken höher. Es stehen heute Möglichkeiten zur Verfügung, schon frühzeitig das Risiko für eine solche Entwicklung abzuschätzen. Hinweise geben die Blutfettwerte, die Fibrinogenkonzentration, ggf. das Lipoprotein A oder bestehende Risikofaktoren wie Rauchen, Übergewicht und Zuckerkrankheit (Diabetes mellitus).

In jedem Stadium der Erkrankung und auch zur Vorbeugung ist es unerläßlich, alle Risikofaktoren auszuschalten, bestehende Begleiterkrankungen zu behandeln, auf Genußgifte zu verzichten, die Ernährung umzustellen und mäßig aber regelmäßig Sport zu treiben (Spazierengehen, Radfahren, Schwimmen etc.). Die Dauereinnahme von Salizylsäurepräparaten verringert das Herzinfarktrisiko und beugt der Arterioskleroseentwicklung vor. Salicylsäure (z. B. in Aspirin, ASS) hindert die Blutplättchen daran, sich zusammenzulagern (Thrombozytenaggregationshemmer) bzw. an die Gefäßinnenwand anzulagern. Nur ein Teil der Patienten kann aber diese Präparate längere Zeit gut vertragen. Viele müssen wegen der Nebenwirkungen (Magen- und Darmschleimhauterkrankungen) die Behandlung abbrechen.

Enzympräparate wirken ebenfalls hemmend auf die Blutplättchenaggregation, verursachen aber keine derartigen Nebenwirkungen und können über viele Jahre eingenommen werden. Im Zusammenhang mit der Behandlung arterieller Gefäßerkrankungen sind vor allem die Verbesserung der Durchblutung, die Senkung der Gerinnungsbereitschaft, die Auflösung frischer Mikrothromben sowie das entzündungshemmende Potential der Enzyme von Bedeutung. Sie beugen nicht nur der Entstehung einer solchen Gefäßerkrankung vor, sondern bremsen vor allem das Fortschreiten einer bereits bestehenden Gefäßerkrankung. Durch den

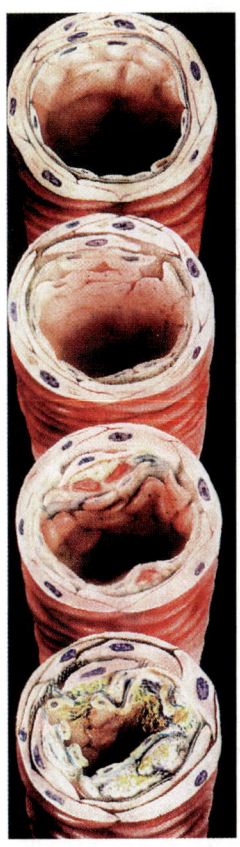

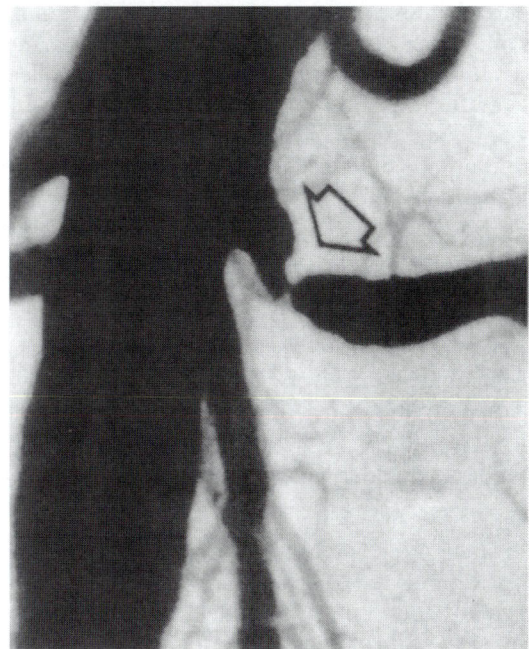

Abb. 27a: Das Röntgenbild zeigt eine Engstelle (Stenose) der Nierenarterie.

Abb. 27b: Die Stadien des Umbaus der Arterienwand.
1. Gesunde Arterienwand
2. Gefäßläsion und Entzündung
3. Aufquellung der Muskelwand (Media)
4. Arterielle Ablagerung. Ein kleines Blutgerinnsel reicht aus, das Gefäß an der Engstelle vollständig zu verschließen.

Abbau von Fibrin und zugrundegegangener Zellen unterstützen Enzyme zudem lokale Wundheilungsvorgänge, was sich günstig auf die Heilung eines eventuell bestehenden offenen Beingeschwürs (Ulcus cruris) auswirkt.

Besonderes Interesse finden derzeit Hinweise aus der Literatur, die eine Fehlsteuerung des Immunsystems (vgl. Autoimmunerkrankungen) für die Arteriosklerose mitverantwortlich machen. Autoantikörper gegen Blutfettmoleküle bilden mit den Lipoproteinen Immunkomplexe, die sich an der Gefäßinnenwand (Gefäßendothel) anlagern. Dadurch wird eine komplementabhängige Entzündung in Gang gesetzt, die die Gefäßwand schädigt. An diesen Stellen werden weitere Fettmoleküle sowie Blutkleb-stoff (Fibrin) eingelagert und der bindegewebige Umbau der Arterien-wand beginnt. Enzymkombinationspräparate können – neben ihrem Einfluß auf die Durchblutung – diesen Krankheitsprozeß günstig beein-flussen.

Professor Ottokar Rokitansky aus Wien behandelte 445 Patienten mit schweren arteriellen Durchblutungsstörungen der Beine (Stadium III und IV entsprechend der Einteilung nach Fontaine). Durch den Einsatz der Enzymtherapie und Ozontherapie erreichte er je nach Erkrankungsgrad eine Verbesserung der Gehleistung, eine Schmerzlinderung und die Abheilung mangelversorgten Gewebes (trophischer Störungen). Vielen Patienten blieb eine Amputation des Beines erspart.

Verbesserung der Blutfettwerte – ein Zufallsbefund

Die Beobachtung vieler Ärzte, daß es durch die Einnahme von Enzymprä-paraten zu einer Verbesserung der Blutfettwerte kommt, wurde zufällig im Rahmen einer Rheumastudie bestätigt. Nach einer mehrwöchigen Systemischen Enzymtherapie verbesserten sich bei den betroffenen Pati-enten die Blutfettwerte. Die schützende HDL-Fraktion stieg deutlich an, während die Cholesterin- sowie Triglyceridwerte um bis zu 25 % sanken.

Venenleiden

Der Rücktransport des Blutes aus den Extremitäten zum Herzen erfolgt über das venöse System (in gewisser Weise rechnet man auch das Lymphsystem dazu). Der Blutdruck im venösen System ist deutlich niedriger als in den Arterien. Die Venenwand ist daher auch wesentlich dünner und mit weniger Muskulatur ausgestattet als die Arterienwand. Der Druck in den Venen würde nicht ausreichen, das Blut entgegen der Schwerkraft aus den Beinen wieder nach oben zu transportieren. Um zu verhindern, daß das Blut in den Venen stehenbleibt oder sogar wieder nach unten fließt, sind dort in bestimmten Abständen Klappen eingebaut. Der Blutrückstrom in den Venen wird durch die „Muskelpumpe" unterstützt. Die Venen werden durch die Kontraktion der umliegenden Muskeln zusammengepreßt. Das Blut kann dabei nur herzwärts fließen, da der Weg nach unten durch die Klappen versperrt ist.

Schließen die Venenklappen nicht mehr richtig, so wird der Blutrücks-trom zum Herzen gestört. Sitzen, Stehen, Übergewicht und auch zu enge Kleidung behindern den Blutfluß. Auf Dauer wird das Venensystem durch

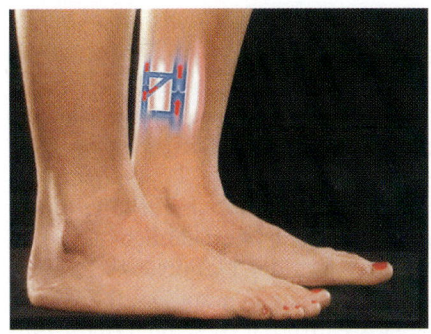

Abb. 28: Das tiefe und das oberflächliche Venensystem sorgen für den Rücktransport des Blutes zum Herzen.

diese zusätzliche „normale" tägliche Belastung überfordert. Die Klappen können sich nicht mehr richtig schließen und die Druckbelastung auf die darunterliegenden Venenbereiche steigt an. Die Folge ist ein Blutrückstau, der die Venen überdehnt und das Klappensystem zerstört. Es entstehen die typischen Krampfadern (Varikosis). Eine niedrige Blutflußgeschwindigkeit und eine krankhaft veränderte Gefäßinnenwand begünstigen die Entstehung von Gerinnseln. Für die enorme Zunahme der Thrombosen und Embolien machen Ärzte die bekannten zivilisatorischen Faktoren wie mangelnde Bewegung, Rauchen, falsche Ernährung und Medikamente (z.B. Antibaby-Pille) etc. verantwortlich.

Bildet sich nun ein derartiger Thrombus, wird eine lokale Entzündungsreaktion ausgelöst, in die das Gefäß miteinbezogen ist.

Eine Thrombophlebitis ist eine Entzündung einer oberflächlichen Vene mit der Bildung eines Blutgerinnsels. Die Entzündung der Vene kann verschiedene Ursachen haben, es ist auch möglich, daß sie die direkte Folge einer Gerinnselbildung ist. Das umgebende Gewebe ist geschwollen und die Haut lokal gerötet. Die Thrombophlebitis ist zwar schmerzhaft, aber sie ist bei richtiger Behandlung ungefährlich. Therapeutisch gibt man zu Beginn schmerzlindernde und entzündungshemmende Medikamente. Um einem Fortschreiten der Thrombophlebitis vorzubeugen, sind Bewegung und Kompressionsstrümpfe besonders wichtig.

Professor Hubert Mörl aus Mannheim sieht in der Enzymtherapie einen wesentlichen Beitrag zur Behandlung und   Prophylaxe chronischer Venenleiden. Neben einem allgemeinen positiven Einfluß auf die Blutfließeigenschaften (Rheologie) führen Enzyme zur Abschwellung, Gerinnselauflösung und Entzündungshemmung. In der Regel bessern sich die Beschwerden der Patienten wie Schmerz, Wadenkrämpfe und schnelle Ermüdbarkeit der Beine schon nach einer vierwöchigen Behandlung wesentlich. Die Schwellung der Beine nimmt deutlich ab. Mit Hilfe der

Venenverschlußplethysmographie und der Venendruckmessung können diese Therapieergebnisse objektiviert werden.

Völlig anders ist der Sachverhalt, wenn die tiefen Bein- oder Beckenvenen betroffen sind. Verschiedene Faktoren wie Krampfadern (Varikosis), Gefäßentzündungen, Übergewicht, Schwangerschaft, Bettlägrigkeit nach Operationen, langes Sitzen usw. begünstigen die Entwicklung einer tiefen Venenthrombose (Phlebothrombose). Die krankhaften Veränderungen der Venenwand laufen ähnlich ab, wie bei einer oberflächlichen Venenentzündung (Thrombophlebitis). Da aber nun der Hauptrückstromweg zum Herzen versperrt ist, schwillt das betroffene Bein an, ist überwärmt und die Haut verfärbt sich bläulich. Das Auftreten ist schmerzhaft. Nur selten verläuft die tiefe Beinvenenthrombose ohne größere Beschwerden.

Sogenannte Phlebothrombosen sind lebensgefährlich, da abgelöste Blutgerinnsel eine Lungenembolie verursachen können. Im Gegensatz zur einfachen Thrombophlebitis ist hier die sofortige Klinikeinweisung anzustreben und eine absolute Ruhigstellung erforderlich. In der Klinik führt man eine Thrombose- und Embolieprophylaxe mit einem gerinnungshemmenden Medikament (Heparin) durch. Eine Auflösung des Gerinnsels kann oft auch mit einer intravenösen Enzymtherapie erzielt werden. Diese intravenöse „Lyse-Therapie" sollte nur darin erfahrenen Kliniken vorbehalten bleiben. Es werden die Enzyme Urokinase und Streptokinase oder der Plasminaktivator (TPC) verwendet. Eine orale Enzymtherapie ist erst nach der akuten Phase angezeigt.

In Deutschland leidet jeder achte Bürger unter einer chronischen Venenerkrankung. Bei etwa einer Million dieser Patienten ist die Erkrankung bereits soweit fortgeschritten, daß offene Stellen am Bein (Ulcus cruris) bestehen. Für die enorme Zunahme von Thrombosen und Embolien machen Ärzte die bekannten zivilisationsbedingten Faktoren verantwortlich.

Spätschäden durch Thrombosen

Zu den schwerwiegenden Gefäßerkrankungen rechnet man das sogenannte Postthrombotische Syndrom (PTS). Es tritt meist innerhalb von 2 bis 12 Monaten als Komplikation einer tiefen Venenthrombose auf. Längerbestehende Blutgerinnsel werden von Bindegewebe durchbaut. Dieser Umbau bezieht die Venenwand und Teile des Klappenapparates mit ein. Die narbigen Verziehungen der betroffenen Gefäße und der Verlust der Klappenfunktion stören den Blutrückstrom zum Herzen. Der Druck in den Venen steigt und eiweißreiches Wasser tritt in das Gewebe aus. Es entwickelt sich ein Ödem. Die entstandenen Blutstromumleitun-

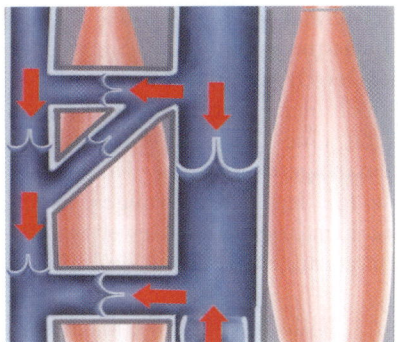 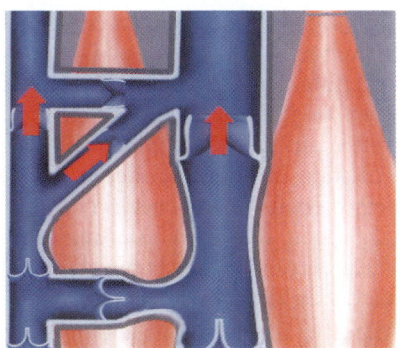

Abb. 29: Die Muskulatur ist entspannt und es herrscht nur geringer Druck im Venensystem. Alle Klappen sind geschlossen, um den Rückstrom des Blutes in das Bein zu verhindern. Nur unten rechts ist noch eine Klappe geöffnet. Durch sie strömt Blut nach oben, das von der weiter unten liegenden Muskulatur nach oben gepreßt wird.

Abb. 30: Die Muskulatur um die Gefäße kontrahiert sich. Der Druck in den Venen steigt an. Das Blut kann durch die geschlossenen Klappen nicht zurück, sondern muß nach oben (herzwärts) strömen.

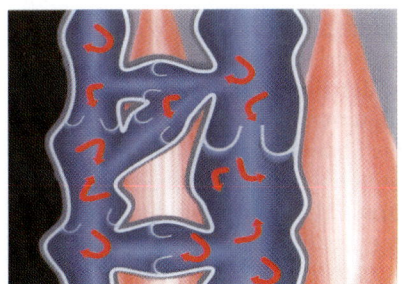 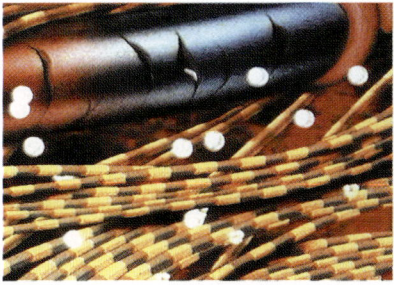

Abb. 31: Die Venenwände sind geschädigt und schlaff. Die Klappen schließen nicht mehr. Der Blutsrom zum Herzen ist gestört. Teilweise kommt es zum Rückstrom und teilweise steht das Blut. Der lokale Druck im Gefäß und im Gewebe steigt an. Die Gefahr der Thrombenbildung besteht.

Abb. 32: Durch den Druckanstieg werden die Gefäßwände undicht. Eiweiß aus dem Blut (Blutserum) und Blutzellen treten aus dem porösen Gefäß (oben) in das Gewebe. Die Eiweißmoleküle ziehen Wasser nach und führen zum Ödem.

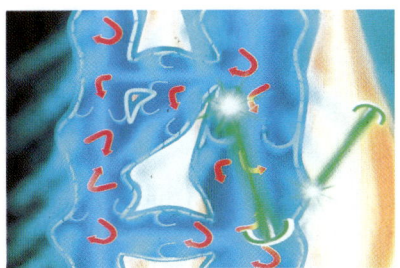

Abb. 33: Enzyme spalten das ausgetretene Plasmaeiweiß und unterstützen so dessen Abbau und Abtransport. Enzyme helfen, entstandene Mikrothromben aufzulösen. Enzyme stimulieren die Makrophagen und damit die Phagozytose. Enzyme verbessern die Fließeigenschaften des Blutes und die Durchblutung.

gen (Kollateralkreisläufe) zu den oberflächlichen Venen sowie zu den Lymphgefäßen halten auf Dauer der Belastung nicht stand. Sie werden im Laufe der Zeit ebenfalls insuffizient. Der Druck im venösen Gefäßsystem steigt dadurch zusätzlich an und noch mehr Blutplasma und Zellen treten aus der Blutbahn aus. Dies setzt eine chronisch entzündliche Reaktion in Gang, an deren Ende der narbige (fibrotische) Umbau der betroffenen Gewebebezirke steht. Die lokalen Veränderungen beeinträchtigen die Durchblutung und die Ernährung des Gewebes, was Veränderungen der Haut, Pigmenteinlagerungen, Ekzeme und Ulcera nach sich zieht.

Allein in Deutschland leiden mehr als 1 Million Menschen an diesem Krankheitsbild. Häufig sind es ältere Frauen. Die Patienten leiden unter dem ständigen Schwere- und Spannungsgefühl in den Beinen und klagen über Schmerzen. Die wichtigste und unverzichtbare Behandlung ist das konsequente Tragen von Kompressionsstrümpfen. Daneben werden die unterschiedlichsten Präparate eingesetzt und Behandlungspläne aufgestellt; das Ergebnis bleibt häufig unbefriedigend und enttäuschend.

In einer Reihe von klinischen Untersuchungen wurde die Wirkung einer Enzymbehandlung auf diesen Krankheitsverlauf untersucht. Neben technischen Meßverfahren zur Beurteilung der Blutrückflußqualität und der Schwellung wurden die subjektiven Beschwerden der Patienten untersucht. Die Enzymtherapie verringert das Spannungsgefühl und verbessert die Durchblutung. Bei fast allen Patienten nahmen die Schmerzen ab und die Schwellung bildete sich deutlich zurück. Die Wirkung der Enzymtherapie hält über lange Zeit an.

Lymphödem

Gute Ergebnisse erzielt eine längerfristige Enzymtherapie beim chronischen Lymphödem nach Brustoperationen im Rahmen der Krebstherapie. Eine prophylaktische Einnahme von proteolytischen Enzymen verringert das Risiko, daß diese schwere und belastende Komplikation auftritt.

Virusinfektionen

Sind Viren lebende Organismen, oder handelt es sich um unbelebte, komplexe organische Materie? Bisher ist es nicht gelungen, eine klare Grenze zu ziehen. Viren haben keinen eigenen Stoffwechsel und sie sind auch nicht in der Lage, sich aus sich selbst heraus zu vermehren. Viren dringen aktiv in fremde Zellen ein und zwingen diese, entsprechend dem mitgebrachten Bauplan, Virusnachkommen zu produzieren. Die infizierte Zelle stirbt ab und die neuen Viren werden frei. Eine andere Möglichkeit besteht darin, daß der Virus sein eigenes Erbmaterial einfach in das der Zelle einbaut und sich so mit der normalen Zellteilung vermehrt. In dieser Weise getarnt, wird er weitervererbt und tritt u.U. erst nach Generationen wieder als Krankheitsauslöser in Erscheinung.

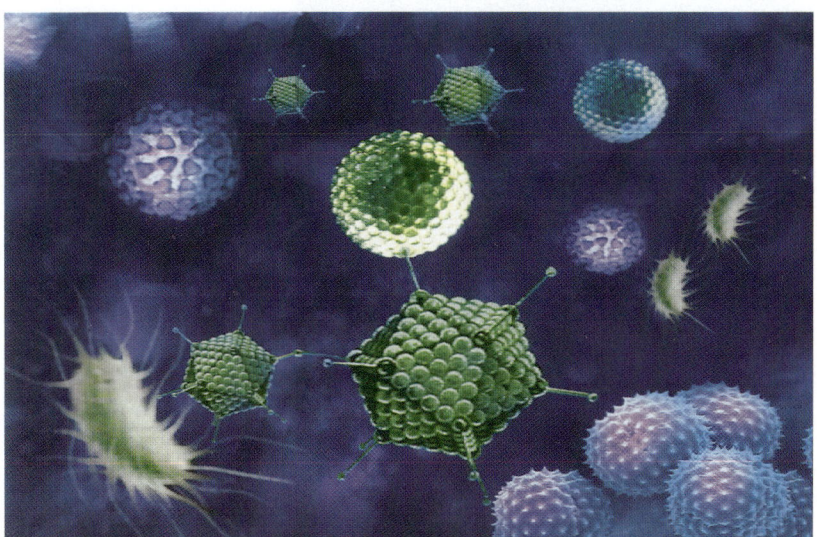

Abb. 34: Verschiedene Viren und Bakterien

Viren allgemein

Viren sind unvorstellbar klein und nur mit Hilfe extrem starker Elektronenmikroskope sichtbar zu machen. Der Medizin ist es bisher nicht gelungen, Viren selektiv zu bekämpfen und sie wieder aus dem Körper zu entfernen. Einzig das Immunsystem verfügt über Möglichkeiten, Viren zu erkennen und zu vernichten, bevor sie Zellen infizieren. Wurde eine Zelle von einem aktiven Virus befallen, richtet sie ihre ganze Energie auf die Herstellung neuer Viren und muß zerstört werden. Nicht einmal das Abwehrsystem kann den Eindringling noch aus ihr entfernen. Verhält sich aber das Virus nach dem Eintritt in die Zelle still, kann es dem Immunsystem über Jahrzehnte verborgen bleiben.

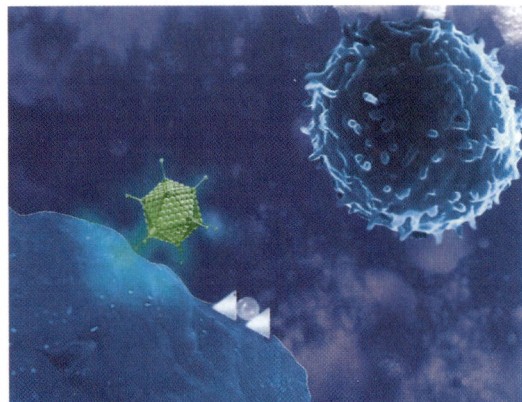

Abb. 35: Ein Virus (grün) nähert sich einer Körperzelle (links unten). Die Körperzelle hat eine Antigenstruktur (Dreieck, Kugel, Dreieck) auf der Zelloberfläche, die der Immunzelle (rechts oben) bekannt ist.

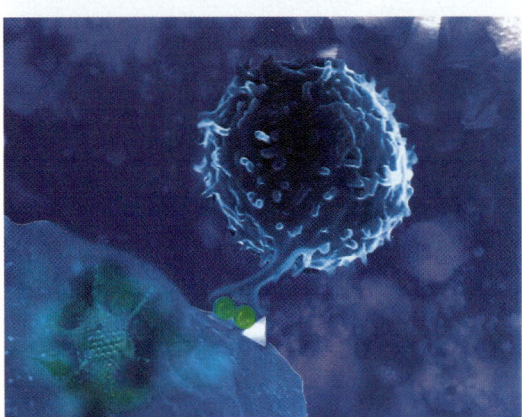

Abb. 36: Das Virus ist in die Zelle eingedrungen. Dabei hat es die Antigenstruktur auf der Zelloberfläche geändert.

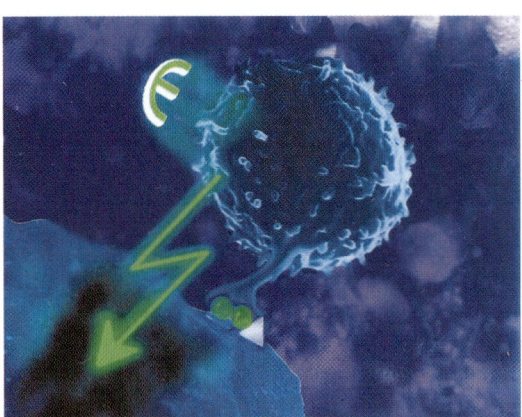

Abb. 37: Enzyme stimulieren die zellzerstörenden T-Lymphozyten sowie die Makrophagen. Die Immunzelle prüft die Antigenstruktur der infizierten Körperzelle, erkennt sie als fremd und zerstört sie.

Entsteht Krebs durch Viren?

Krebs ist keine „Viruserkrankung". An der Krebsentstehung sind viele Faktoren beteiligt, es handelt sich um ein multifaktorielles Geschehen. Es gibt Viren, die einen Beitrag zur Tumorentstehung leisten. Diese Viren werden als Krebs- oder Tumorviren bezeichnet. Die Krebsviren schleichen sich in das genetische Material gesunder Zellen ein. Durch die Veränderungen im Erbgut können sie, unter Mitwirkung anderer zellschädigender Faktoren, eine Zellenentartung verursachen.

Verursachen Viren Autoimmunerkrankungen?

Virusinfektionen lösen verschiedene Abwehrreaktionen aus. Einerseits werden infizierte körpereigene Zellen durch Makrophagen oder natürliche Killer-Zellen vernichtet. Andererseits versucht das Immunsystem, freie Viren durch Antikörper zu neutralisieren. Beide Reaktionen führen zur Freisetzung von Zellbruchstücken bzw. zur Bildung von Immunkomplexen, die ihrerseits eine weitere Abwehrreaktion auslösen.

Die Immunkomplexe werden normalerweise von den Freßzellen zuverlässig entsorgt. Überfordern permanent entstehende Immunkomplexe das Entsorgungssystem, so können sie sich zu größeren Komplexen zusammenlagern und sich an körpereigenes Gewebe binden. Dort sind sie u. U. Auslöser autoaggressiver Reaktionen.

Dazu kommt es vor allem, wenn die Oberflächenstruktur des Erregers (Virus, Bakterie) mit der Oberflächenstruktur körpereigener Zellen übereinstimmt. Gegen den Erreger gebildete Antikörper haben dann gleichzeitig die Eigenschaft eines Autoantikörpers (Antikörper gegen eigene Zellen). Bei Menschen mit bestimmten Erbanlagen (genetische Disposition), kommt es sehr häufig zu diesen Kreuzreaktionen. Diese Erbmerkmale können in speziellen Laboratorien diagnostiziert werden.

Nach den heutigen Erkenntnissen sind Virusinfektionen für die Entstehung von Autoimmunerkrankungen oft mitverantwortlich.

Viren bleiben im Körper

Hatte man einmal Herpesbläschen an der Lippe, ist das Risiko groß, daß diese beim nächsten Sonnenbrand oder einer anderen Streßsituation erneut auftreten (rezidivieren). Die Ursache ist eine chronische Infektion mit dem Herpes-simplex-Virus. Solange das Immunsystem die Oberhand behält, überleben die Viren nur, wenn sie sich in einer Zelle verstecken und ruhig verhalten. Wird das Abwehrsystem durch UV-Strahlen, Streß oder andere Faktoren gestört, kann sich das Virus vermehren, aus der Zelle austreten und eine erneute aktive Infektion verursachen.

Dieses Verhalten findet sich in ähnlicher Art bei vielen Viren. Beim Epstein-Barr-Virus (EBV) können die Folgen schwerwiegend sein. Nach der akuten Infektion, die man als Mononucleosis infectiosa (o.a. Pfeiffer'sches Drüsenfieber) bezeichnet, kann sich ein chronisches Krankheitsbild entwickeln, das in den USA als Chronique Fatigue Syndrom bekannt wurde und heute weit verbreitet ist. Vermutlich sind mehr als eine Million Amerikaner von dieser Erkrankung betroffen. Die Symptome sind Lustlosigkeit, Müdigkeit, Depressivität und Kränklichkeit. Die Krankheit kann zur völligen Teilnahmslosigkeit führen. Es gibt ähnliche Erkrankungen, die aber nicht durch das EBV-Virus verursacht werden. Die Antikörper gegen das EBV-Virus sind dennoch meist stark erhöht.

Fast jeder Mensch hat Herpes – für immer

Nach epidemiologischen Untersuchungen sind etwa 90 % der Bevölkerung in Europa und Amerika mit mindestens einem der sechs Grundformen der Herpesviren infiziert. Diese Viren werden nach der Erstinfektion nicht vollständig vernichtet, sondern bestehen in den Zellen weiter (persistieren).

Eine Sonderstellung innerhalb der Gruppe der Herpes-Viren hat das Varicella-Zoster-Virus (VZV). Für die Schwere der Erkrankung, die dieses Virus auslösen kann, spielt der aktuelle Immunstatus des Betroffenen eine wichtige Rolle. Bei Menschen, die noch nie mit dem VZV Kontakt hatten und daher keine spezifischen Antikörper bilden konnten, löst die erste Infektion Windpocken (Varizellen) aus. Die Erkrankung verläuft meist gutartig und heilt narbenlos ab. In der Mehrzahl sind Kinder betroffen. Nach dem Abklingen der Erstinfektion verbleiben Antikörper und zahlreiche Varicella-Zoster-Viren, quasi „schlafend", lebenslang im Körper. Dem Varicella-Zoster-Virus dienen in der Regel die Nervenwurzeln als Versteck. Ist die körpereigene Abwehr z.B. durch eine schwere Krankheit, durch abwehrunterdrückende Medikamente, durch UV-Strahlung oder auch durch seelische Belastungen (Trauer, Depression, Streß) geschwächt, kann die Viruserkrankung erneut aufflackern. Die Varicella-Zoster-Viren vermehren sich wieder massenhaft und breiten sich entlang der Nerven bis in die Haut aus. Das Vollbild einer Gürtelrose mit Schmerzen, Hauterscheinungen und schwerem Krankheitsgefühl entwickelt sich. Die Abwehr bildet wieder die speziell gegen diese Viren gerichteten Antikörper. Diese binden sich an der Oberfläche der Zoster-Viren. Es entstehen Antigen-Antikörper-Verbindungen, Immunkomplexe, die sich an die Rezeptoren der Nervenzellen binden können. Dort lösen sie Immunreaktionen aus, die zusätzliche Entzündungen und Gewebedefekte nach sich ziehen. Für die Intensität des Krankheitsgeschehens spielen autoimmunologische Reaktionen sicher eine Rolle. Die Zostererkrankungen nehmen im höheren Alter zu. Mit steigendem Alter und der geringeren Leistungsfähigkeit des Immunsystems nimmt die Schwere der Erkrankung und die Häufigkeit ihrer Komplikationen zu. Sehr häufig treten Zostererkrankungen bei immunsuppressiv behandelten Organtransplantatempfängern, bei Krebs- und AIDS-Patienten auf.

Verlauf in drei Abschnitten

Für das meist zwei- bis viertägige, selten auch Wochen dauernde, Vorstadium sind Befindlichkeitsstörungen, Belastbarkeitseinbußen und leichtes Fieber kennzeichnend. Manche Patienten klagen über Beschwerden und Schmerzen im Magen-Darm-Bereich sowie über Störungen im Urogenitalbereich (z.B. Schmerzen beim Wasserlassen, Harnverhaltung, blutiger Urin etc.). In dieser Phase der Erkrankung wird oft eine Fehldiagnose (z.B. Myokardinfarkt, Magengeschwür, Harnleiterkolik, Blasenkatarrh, Brust- und Bauchfellentzündungen) gestellt.

Die Hautsymptomatik beginnt mit brennenden, juckenden oder kribbelnden Erythemen. Darauf folgt die Bildung der typischen Bläschen, die einzeln oder gruppiert auf gerötetem Grund stehen. Diese Bläschen können eintrocknen oder blutig aufbrechen. Ulzerierte Blasen heilen mit Narbenbildung ab. Häufig sind die Lymphknoten im Bereich des erkrankten Hautsegmente und in anderen Körperbereichen vergrößert und tastbar. Dieser Krankheitsabschnitt dauert zwei bis vier Wochen.

Die dritte Phase ist eigentlich eine vermeidbare Komplikation. Im Gebiet des befallenen Nervensegmentes können nach Wochen heftige, brennende Schmerzen auftreten, die sogenannte Postzosterneuralgie.

Zoster – wo tritt er auf?

Die Gürtelrose ist meist auf bestimmte Hautsegmente (Dermatome) beschränkt. Geht die Zostererkrankung von den Zwischenrippen-Nerven (Zoster intercostalis) aus, sind Brust, Rumpf und / oder Extremitäten betroffen. Mit etwa 50 % ist dies die häufigste Zostermanifestation. Der im Bereich der Gesichtsnerven (z.B. ersten Trigeminusast) auftretende Augen-Zoster (Zoster ophthalmicus) ist gefürchtet. Er kann eine Bindehautentzündung (Konjunktivits) und eine Entzündung der Sehnerven verursachen. Vereinzelt führt dies sogar zur Erblindung. Der Zoster oticus erstreckt sich auf die Hör- sowie Gesichtsnerven und kann auch das Innenohr befallen. Es treten Ohren- und Kopfschmerzen, evtl.

Gesichtsnervenlähmungen (Fazialislähmungen) sowie Hör- und Gleichgewichtsstörungen auf.

Am gefährlichsten ist der den gesamten Organismus befallende, generalisiert auftretende Zoster (Zoster generalisatus). Zu diesem schweren Krankheitsbild kommt es in der Regel nur bei Patienten, deren Immunsystem geschwächt ist (Chemotherapie, AIDS etc.).

Zoster-Therapie

Noch vor einigen Jahren gab es keine wirklich wirksame Behandlung dieser Erkrankung. Die Bläschen wurden mit kortisonhaltigen Salben bestrichen und es wurde hochdosiert Vitamin B12 verabreicht. Der Behandlungserfolg war gering. Nach zwei oder drei Wochen heilt die Gürtelrose normalerweise wieder ab. Vor allem ältere Menschen leiden später oftmals an der äußerst schmerzhaften Postzosterneuralgie, die jahrelang, oder sogar lebenslang, bestehen kann. Medizinisch ist die Postzosterneuralgie kaum zu beeinflussen.

Erstmals setzte 1964 Chefarzt Dr. Dorrer, vom Krankenhaus Prien am Chiemsee, Enzymkombinationspräparate bei Patienten mit einer Gürtelrose ein. Das Ergebnis war erstaunlich, die Schmerzen nahmen innerhalb von drei Tagen ab und die Bläschen verkrusteten viel rascher als dies normalerweise der Fall ist. Mit der Enzymtherapie wurde sofort nach dem Auftreten der ersten Bläschen begonnen. Bei keinem der Patienten entwickelte sich die gefürchtete Postzosterneuralgie.

Infektionen mit Herpesviren haben durch die Entwicklung antiviral wirksamer Chemotherapeutika heute viel von ihrer ursprünglichen Gefährlichkeit verloren. Toxische Nebenwirkungen stellen den therapeutischen Nutzen der Zoster-Behandlung mit diesen Substanzen aber immer wieder in Frage. Zudem bezieht man die körpereigene Immunabwehr immer mehr in die therapeutischen Überlegungen mit ein. Therapieansätze mit „biological response modifiers" (BRM-Substanzen), die regulierend in die Immunreaktionen eingreifen, haben zu guten Behandlungsresultaten geführt.

Die Systemische Enzymtherapie ist eine wirksame Alternative zur Zoster-Therapie mit Virostatika. Stellt man die Enzymtherapie in Vergleichsstudien einer Aciclovir-Behandlung gegenüber, so zeigen sich hinsichtlich der Schmerzen und der Abheilung der Hauterscheinungen zwischen den beiden Behandlungsprinzipien keine statistisch verwertbaren Unterschiede. Unter der Systemischen Enzymtherapie scheinen Postzosterneuralgien wesentlich später aufzutreten. Die antivirale Zoster-Chemotherapie mit Aciclovir hemmt die Vermehrung des Varicella-Zoster-Virus (VZV) und ist ebenso wirksam, wie die Enzymtherapie. Bei schwersten

Zoster-Erkrankungen, dem Herpes generalisatus, darf in der Akutphase allerdings nicht auf eine hochdosierte, intravenöse Aciclovir-Behandlung verzichtet werden.

Für die Enzymkombinationspräparate sprechen einmal die geringen Nebenwirkungen, die selbst einen Einsatz bei Nieren-und Lebererkrankungen zulassen. Die Systemische Enzymtherapie ist zudem eine kostengünstige Zoster-Behandlung. Eine zusätzliche Gabe von hochdosierten Vitaminen (A, E, C) und Mineralien wird empfohlen.

AIDS

Das Interesse der Wissenschaft an Viren, die im Körper fortbestehen (persistieren), wurde durch die AIDS- Epidemie gefördert. Auch bei der HIV-Infektion kennt man verschiedene Phasen. Die Erstinfektion verursacht grippeähnliche Symptome mit Fieber und Niedergeschlagenheit etc.. Nach wenigen Tagen setzt die Antikörperbildung ein. Die Antikörper verbinden sich mit den freien Viren oder deren Hüllproteinen zu Immunkomplexen. Diese werden von den Freßzellen aufgenommen und enzymatisch abgebaut. Der HIV-Infizierte fühlt sich wieder wohl. Läßt er in dieser Erkrankungsphase nicht zufällig sein Blut auf HIV-Antikörper untersuchen, bleibt die Infektion unerkannt. Der Infizierte bleibt über viele Jahre frei von Symptomen, während einige Viren in den Freßzellen und in bestimmten Immunzellen, den sogenannten T-Helferzellen, überleben. Im Blut, im Liquor des Gehirns und in einigen Geweben sind die Immunkomplexwerte etwas erhöht. Es gelingt dem Immunsystem, eine Art labiles Gleichgewicht herzustellen. Die Virusinfektion wird in Schach gehalten, und die Beseitigung der entstehenden Immunkomplexe durch die Freßzellen, das Immunkomplex-Clearing, geschieht in ausreichendem Umfang. Erst nach durchschnittlich 8 – 10 Jahren beginnt die Erkrankung, die AIDS genannt wird. Das labile Gleichgewicht, das das angeschlagene Immunsystem so lange aufrecht erhalten konnte, bricht schließlich zusammen.

Bis vor kurzem vertraten viele Virusforscher und Infektionsspezialisten die Meinung, daß die Zerstörung der T-Helferzellen ausschließlich auf das Konto der Viren geht, die in die Zellen eingedrungen sind. Heute weiß man, daß nur jede 10.000ste T4-Helferzelle vom Virus infiziert ist. Offensichtlich ist nicht allein die „Vermehrung des HIV-Virus in der Zelle" für die Zerstörung des Immunsystems verantwortlich. Es müssen autoimmunologische Prozesse für die Krankheit mitverantwortlich sein. Die permanente Belastung mit neu entstehenden Immunkomplexen führt dazu, daß die Entsorgung durch die Phagozytose nicht mehr ausreicht und das Immunsystem blockiert wird. Die Immunkomlexe haften sich an bestimmte Oberflächenmoleküle (CD4-Rezeptoren), den wichtigsten Abwehrzellen gegen HIV. Dadurch wird die Komplementkaskade aktiviert und die Abwehrzelle zerstört. Diese Autoimmunreaktion ist – neben der Vermehrung des HIV-Virus – eine der Ursachen für die abnehmende Zahl von T4-Helferzellen und Freßzellen. Die Abwehrkraft gegen das HIV-Virus und auch andere Erreger bricht zusammen. Es entwickelt sich zunehmend das Vollbild der AIDS-Erkrankung, der Körper des Kranken wird immer schwächer und er verfällt, bis der Tod eintritt.

Die Erkenntnisse über die autoimmunologischen Vorgänge sind ein wesentliches Element der modernen AIDS-Behandlung. Die geschwächte Abwehr führt zu opportunistischen Infektionen, die mit Antibiotika spezifisch bekämpft werden. In erster Linie sind es bakterielle Lungenentzündungen, Pilzinfektionen verschiedener Organe und Infektionen mit Zytomegalie-, Epstein-Barr-, Zoster-, Herpes simplex- sowie Hepatitis-Viren, gegen die sich der Organismus nicht mehr ausreichend wehren kann. Die opportunistischen Infektionen belasten den Patienten und schwächen das Immunsystem zusätzlich.

Mit Biological Response Modifiers (BRM) kann in dieses gestörte Zusammenspiel der immunologischen Abwehrmechanismen regulierend eingegriffen werden. Dafür stehen eine Reihe von Substanzen zur Verfügung, die sich auch bei anderen chronischen Erkrankungen, vor allem Autoimmunerkrankungen, chronischen Virusinfektionen und bei Krebs bewährt haben. Nach den bisherigen Ergebnisse kann eine zusätzliche Enzymbehandlung die Zeit zwischen der Infektion und dem Ausbruch der Krankheit verlängern. Mit Prognosen und dem Wecken zu großer Hoffnungen muß man vorsichtig sein – dennoch, die weitere Verbesserung und Kombination dieser Behandlungsstrategien wird möglicherweise dazu führen, daß HIV-infizierte Menschen eine fast normale Lebenserwartung haben werden.

Auch bei anderen persistierenden Virusinfektionen und den davon ausgehenden Autoimmunerkrankungen kann sich diese Behandlungsstrategie bewähren.

Vieles heißt „Rheuma"

„Rheuma" ist ein verwirrender Sammelbegriff für Krankheitsbilder, die völlig verschiedene Ursachen haben. Als typisches Symptom haben rheumatische Erkrankungen nur den „fließenden" Schmerz gemeinsam.

Die Vorstellungen über die Krankheitsursachen und die sich daraus ergebenden Therapieansätze sind oft sehr verschieden. Die Leiden des Stütz- und Bewegungsapparates vermindern Lebensqualität sowie Leistungsfähigkeit der Betroffenen und führen oft zur Frühinvalidität. Jährlich kostet dies der Solidargemeinschaft viele Milliarden Mark. Die an Rheuma leidenden Menschen haben oft das Gefühl, daß der Arzt ihren Beschwerden zu wenig Beachtung schenkt. Die Verordnung von Schmerzmitteln und Psychopharmaka reicht selten aus, die täglichen Schmerzen zu lindern. Als besonders unangenehm wird die oft stark eingeschränkte Beweglichkeit empfunden. Am typischen Erfolgsleben der heutigen Zeit kann der Rheumatiker kaum teilnehmen. Viele Freunde wenden sich von ihm ab, sein chronisches Leiden führt in die Einsamkeit und Hoffnungslosigkeit. Die Mehrzahl der Rheumapatienten meint, weder über die Ursachen noch über die Behandlungschancen ihrer Erkrankung ausreichend informiert zu sein.

Ebenso wie bei anderen chronischen Leiden dauert es auch bei rheumatischen Erkrankungen Jahre und Jahrzehnte, bis der Körper mit Krankheitssymptomen reagiert. Rheumatische Erkrankungen werden praktisch immer durch langanhaltende gesundheitliche Störungen verursacht. Auslöser sind oft Infektionen und Entzündungsherde, Veränderungen im Hormonhaushalt und seelische Belastungen, Ernährungsstörungen und ganz allgemein die zunehmende Belastung durch Umwelteinflüsse.

Die klassische Einteilung rheumatischer Erkrankungen unterscheidet 3 große Gruppen:

- Der entzündliche Gelenkrheumatismus (Arthritis)
- Der degenerative Gelenkrheumatismus (Arthrose)
- Der Muskel- und Weichteilrheumatismus

Der entzündliche Gelenkrheumatismus

Entzündete Gelenke nach Infekten?

Schmerzen in einem oder in mehreren Gelenken können verschiedene rheumatische Erkrankungen verursachen. Nach Infektionserkrankungen, wie einer Virusgrippe, einer Gelbsucht oder den typischen Kinderkrankheiten wie Masern, Mumps und Röteln können Schmerzen in Knochen und Gelenken auftreten. Die alleinige symptomatische Behandlung der Gelenkschmerzen reicht hier nicht aus. Der Arzt muß zuerst die Grunderkrankungen erkennen und diese, wenn möglich, therapeutisch angehen.

Warum Infektionen Gelenkentzündungen und -schmerzen verursachen ist zum Teil immer noch ungeklärt.

Einige Forschergruppen konnten zeigen, daß z.B. der Erreger der infektiösen Gelbsucht (Hepatitis-Virus) Auslöser von Gelenkentzündungen sein kann. Die vom Immunsystem des Menschen gegen das Virus gebildeten Abwehrstoffe (Antikörper) verbinden sich mit dem Virus (oder Virusteilen) zu Immunkomplexen, die sich in der Gelenkflüssigkeit und in der Gelenkschleimhaut festsetzen und dort eine Entzündung auslösen. Typisch ist dabei, daß die Gelenkschmerzen meist 1/2 bis 3/4 Jahr andauern und danach folgenlos verschwinden. Ähnliches wird nach infektiösen Darmerkrankungen beobachtet, die durch Bakterien wie Yersinien, Shigellen und Salmonellen verursacht werden. Allerdings entwickeln nicht alle Menschen nach einer Infektion auch Gelenkschmerzen. Es sind diejenigen betroffen, die derartige Immun(fehl)reaktionen gewissermaßen vorprogrammiert als Veranlagung (genetische Disposition) mitbekommen haben. Die Begegnung mit einem bestimmten Erreger löst dann die Entzündung aus.

Klingt die Infektion ab, verschwinden nach etwa einem Jahr auch die Gelenkschmerzen. Meist kommen die Gelenke dabei nicht zu Schaden. Die Ärzte sprechen von einer reaktiven Arthritis. Diese Art der Gelenkentzündung wird zunehmend häufiger bei jungen Menschen beobachtet.

Rheumatoide Arthritis (chronische Polyarthritis)

Die rheumatoide Arthritis ist eine Autoaggressionserkrankung, die den gesamten Organismus betrifft. Neben den Gelenken und Gefäßen befällt sie häufig auch innere Organe wie Herz, Lunge, Leber oder Niere. Die ursprüngliche Namengebung (chronische Polyarthritis) hat diesem Umstand nicht Rechnung getragen. Auch die zur Diagnostik der Erkrankung herangezogenen Kriterien und Skalen (ARA-Kriterien, Steinbroker-Index) berücksichtigen ausschließlich den Befall des Knochengerüstes und verleiten dazu, nur die Gelenke oder die Wirbelsäule zu behandeln. Die rheumatoide Arthritis des Erwachsenen und die des Kindes unterscheiden sich erheblich. Da die therapeutischen Möglichkeiten sehr beschränkt und trotzdem nebenwirkungsreich sind, ist vor der Therapie eine sichere Diagnose erforderlich.

Wie bei fast allen autoimmunbedingten Erkrankungen kennt man auch bei der rheumatoiden Arthritis schubartige oder langsam fortschreitende (chronisch progrediente) Verlaufsformen. Die mit Schüben verlaufende rheumatoide Arthritis beginnt meist mit einer grippeähnlichen Symptomatik, Müdigkeit, schwitzigen Händen sowie Morgensteifigkeit in den Fingern, Zehen und großen Gelenken. Später treten an den kleinen und mittelgroßen Gelenken symmetrisch Schwellungen auf. Die morgendliche Schmerzhaftigkeit und Steifigkeit hält zunehmend länger an. Nach der Schubphase, die oft 4 bis 9 Monate andauert, besteht häufig ein schmerzfreies Intervall. Beim chronisch fortschreitenden (progredienten) Verlauf entwickelt sich eine ähnliche Symptomatik, die allerdings ohne freie Intervalle ständig schleichend zunimmt.

Wie entsteht die rheumatoide Arthritis

Aufgrund eines chronischen Reizes wandern in die Gelenkhaut (Synovialis) massenhaft Immunzellen (Plasmazellen) ein. Diese B-Lymphozyten vermehren sich derart, daß in der Synovialis fast lymphknotenähnliche Strukturen entstehen. Sie produzieren besondere Abwehrstoffe (Immunglobuline), die sich in der Gelenkflüssigkeit zu sogenannten Rheumafaktoren verbinden. Die Rheumafaktoren sind gegen Antikörper und gegen gesunde Zellen gerichtet. In der Gelenkflüssigkeit bilden sich immer mehr krankmachende (pathogene) Immunkomplexe, die die Komplementkaskade aktiveren und überwiegend in der Gelenkhaut (Synovia) lokalisiert sind. Ein Teil der Immunkomplexe tritt ins Blut über (zirkulierende Immunkomplexe) und kann sich an Geweberezeptoren in anderen Organen anlagern. Dort verursachen sie Entzündungen und Gewebszerstörungen, die zu Immunkomplexerkrankungen wie Gefäßentzündungen (Vaskulitiden), Hautentzündungen, Lungenfibrosen und Nierenentzündungen etc. führen. An diesem Autoimmungeschehen sind auch zellzerstörende (zytotoxische) Immunzellen beteiligt, die „gekennzeichnete" gesunde Zellen direkt angreifen und zerstören.

Bisher ist es nicht gelungen, zwischen der Konzentration zirkulierender Immunkomplexe und dem Krankheitsverlauf einen eindeutigen Bezug herzustellen. Vermutlich liegt dies daran, daß mit den bisherigen Meßmethoden krankmachende Immunkomplexe nicht eindeutig erkannt werden können.

Enzymtherapie der rheumatoiden Arthritis

Der Einsatz proteolytischer Enzyme führt bei der rheumatoiden Arthritis (RA) zur Mobilisierung, Spaltung und zum Abbau von Immunkomplexen. Damit wird die Komplementaktivierung gehemmt und zudem ein regulierender Einfluß auf das gestörte Immunsystem möglich.

Bis zur Besserung der Erkrankung durch die Enzymbehandlung können 2 – 3 Monate vergehen. Enzyme verhalten sich also ähnlich wie andere Basistherapien (Gold). Während eines akuten Schubes sollte eine hohe

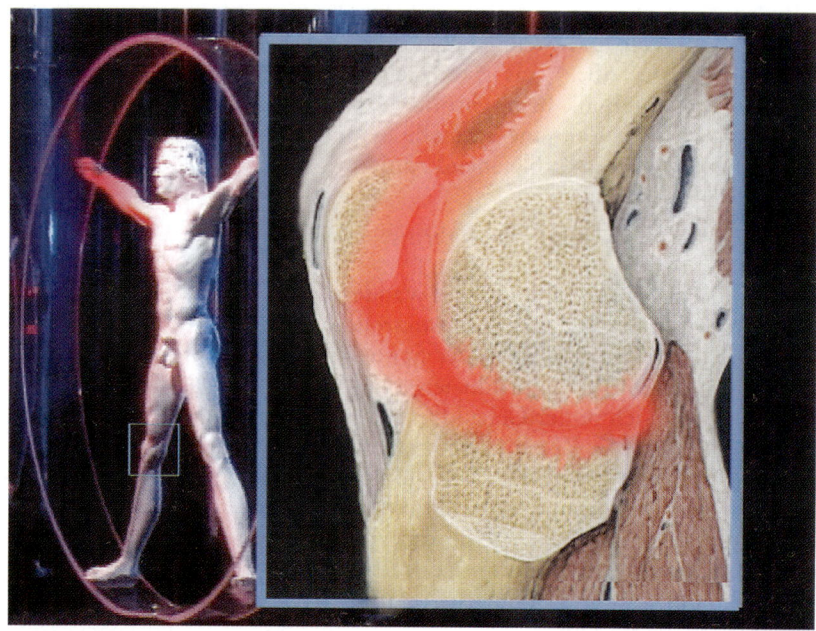

Abb. 38: Entzündetes Kniegelenk.
Die Gelenkhaut (Synovia) ist entzündet. Knorpel und Knochen sind bereits in Mitleidenschaft gezogen.

Dosis proteolytischer Enzyme gegeben werden. Nach dem Abklingen der Symptome kann die Dosis individuell reduziert und angepaßt werden.

Bei manchen Patienten kommt es während der Enzymtherapie in der ersten Behandlungswoche zu einer Verschlimmerung der Gelenkschmerzen. Möglicherweise sind dafür die aus dem Gewebe mobilisierten Immunkomplexe verantwortlich. Hier ist anfangs eine gleichzeitige Gabe kortikoidfreier (nichtsteroidaler) Antirheumatika (NSAR) möglich und oft notwendig. Nach drei Wochen setzt dann in der Regel eine Besserung der Symptomatik ein.

Nach den bisherigen Untersuchungen ist die Enzymtherapie bei etwas mehr als 50 % der Patienten mit rheumatoider Arthritis wirksam. Auf den ersten Blick mag dies enttäuschen. Man muß sich aber vor Augen führen, daß dies auch für andere Standardtherapieverfahren (z. B. Gold) gilt. Die Wirkung der Systemischen Enzymtherapie ist um so besser, je frühzeitiger sie eingesetzt wird. Patienten mit schubförmigem Verlauf profitieren besonders von dieser Behandlung. Mit einer kürzlich abgeschlossenen Doppelblindstudie zeigte Professor Klein, Saalfelden/Österreich, daß der

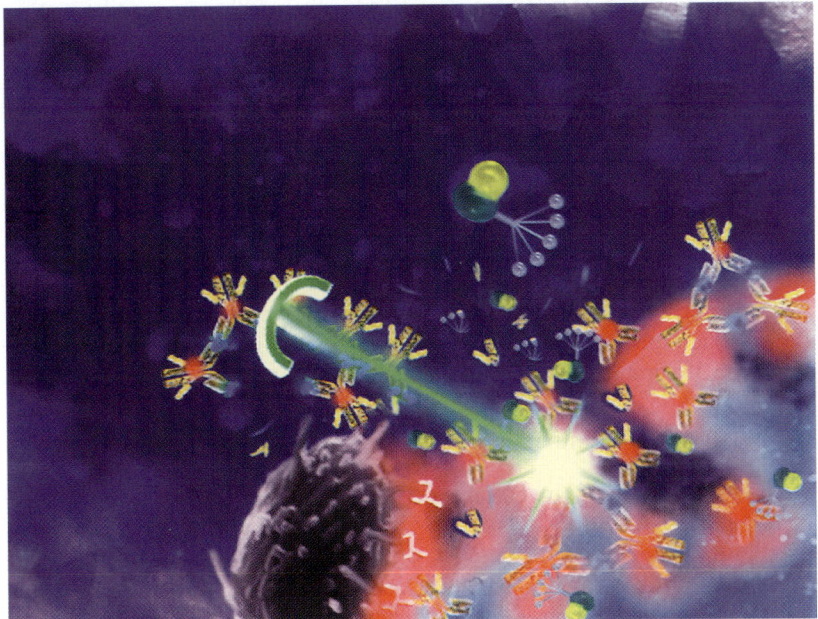

Abb. 39: Autoantikörper gegen das Knorpelgewebe und Immunkomplexe lagern sich an das Knorpelgewebe an. Beide aktivieren die Komplement-Kaskade über das Komplement-Protein C1q. Sensibilisierte zellzerstörende T-Lymphozyten greifen das Knorpelgewebe zusätzlich an und zerstören es. Eine floride Entzündung entsteht. Enzyme spalten die Autoantikörper sowie Immunkomplexe, lösen sie aus dem Gewebe und vermindern so die Komplementreaktion.

Verlauf der chronischen Polyarthritis durch die Systemische Enzymtherapie stabilisiert werden kann. Enzyme erfüllen die Anforderungen, die heute an ein wirksames und nebenwirkungsarmes Basistherapeutikum in der Rheumabehandlung gestellt werden. Im Gegensatz zu den Basismedikamenten steigern Enzyme zudem die Abwehrkraft des Rheumakranken. Wenn eine Goldbehandlung keine Wirkung hatte oder wegen Nebenwirkungen abgebrochen werden mußte, kann mit der Enzymtherapie oft eine Besserung erreicht werden.

Eine Therapie mit Kortison und / oder nichtsteroidalen Antirheumatika (NSAR) darf zu Beginn der Enzymbehandlung nicht sofort unterbrochen werden, sondern sollte schrittweise reduziert werden. Die Kombination von Enzymen mit anderen Basistherapeutika wie Gold, Penicillamin oder Zytostatika hat sich nach bisherigen Erfahrungen nur selten bewährt. Nach längerem Einsatz immunsuppressiver Präparate (Zytostatika) ist jedoch kaum eine Hilfe von der Enzymtherapie zu erwarten.

Patienten mit rheumatoider Arthritis (RA) sollten nicht nur medikamentös behandelt werden. In bestimmten Situationen kann die operative Entfernung der Gelenkschleimhaut und der (Teil-) Gelenkersatz (Hüfte, Knie, Fingergelenke) sinnvoll sein. Entlastende Gehapparate motivieren den Patienten, trotz bestehender Schmerzen die Gelenke und die Muskulatur zu trainieren. Besonderes Augenmerk sollte auf die Suche von Entzündungsherden gerichtet sein. Derartige Herde können diese Erkrankung – wie Zusammenhänge aus der Immunologie zeigen – unterhalten und verschlimmern (chronische Infekte der Nasennebenhöhlen, des Unterleibs). Bei einigen Patienten hat ein kurzfristiges Fasten (unter ärztlicher Aufsicht) Besserung erbracht. In jedem Fall sollte aber die Ernährung viel Frischkost und reichlich mehrfach ungesättigte Fettsäuren enthalten. Die hochdosierte Gabe von Vitaminen (A und vor allem E) wird von Fachleuten empfohlen.

Morbus Bechterew und andere Erkrankungen mit Gelenkentzündungen

Die im folgenden nur kurz erwähnten Krankheitsbilder Morbus Bechterew, Schuppenflechte (Psoriasis) und Morbus Reiter haben eine Reihe von Gemeinsamkeiten. Entscheidend ist, daß fast alle betroffenen Patienten ein gemeinsames Erbmerkmal haben. Das Erbmerkmal äußert sich in der Anlage eines bestimmten Zelloberflächenmoleküls auf den Körperzellen, dem man den Namen HLA-B27 gegeben hat. Rheumatische Erkrankungen, die gehäuft bei Menschen auftreten die dieses Merkmal tragen, nennt man HLA-B27 assoziierte Autoimmunerkrankungen. In den Laboruntersuchungen lassen sich meist keine Rheumafaktoren finden. Die Erkrankungen bleiben nicht lokalisiert, sondern ziehen häufig andere Bereiche des Organismus in Mitleidenschaft. Neben den Gelenkentzündungen finden sich auffällige Haut- und Schleimhautveränderungen, Entzündungen von Gefäßen und Organen (Herz, Augen, Genital, Harnleiter, Gebärmutter).

Morbus Bechterew

Beim Morbus Bechterew finden an den großen und kleinen Gelenken entzündliche Veränderungen statt. Die Gelenkknorpel verknöchern und das Gelenk versteift schließlich (Ankylose). Entsprechende Veränderungen treten im Bereich der Wirbelsäule, besonders an der Wirbelkörpervorderfront, auf. Inwieweit Immunkomplexe einen direkten Bezug zur Schwere der Erkrankung erlauben ist noch unklar. Als auslösender Reiz (Antigen) der Erkrankung werden in einigen Untersuchungen z.B. Retroviren oder Bakterien beschrieben.

Meist vergehen 3 bis 10 Jahre bis die richtige Diagnose gestellt wird. Ein typisches Symptom sind tiefsitzende Rückenschmerzen, die den Patienten frühmorgens aus dem Schlaf erwachen lassen. Im Gegensatz zu den typischen Ischias-Beschwerden läßt sich dieser Schmerz mit Bewegungsübungen lindern. Zur Diagnose werden in erster Linie die Beweglichkeit der Wirbelsäule, der stammnahen Gelenke und des Brustkorbs (Thorax) beurteilt. Neben der Wirbelsäulenbeweglichkeit ist vor allem die Lungenfunktion ein entscheidendes Kriterium. Mit einer Röntgenuntersuchung lassen sich die typischen beiderseitigen Entzündungen der Darm- und Kreuzbeingelenke (Iliosakralgelenk) nachweisen und die Diagnose erhärten. Bei den Laborbefunden ist die Blutkörperchensenkungsgeschwindigkeit (BKS) mäßig bis stark erhöht. Wichtig ist zudem der Nachweis des bestimmten Antigens auf den Zelloberflächen (HLA-B27-Antigen), welches fast immer beim Morbus Bechterew gefunden wird.

Die übliche Therapie beschränkt sich auf kortikoidfreie (nichtsteroidale) Antirheumatika (NSAR), die am besten abends verabreicht werden. Auf Kortison sollte nach Möglichkeit verzichtet werden. Die Basistherapeutika wie Gold, D-Penicillamin oder Zytostatika finden nur bei schwersten Verlaufsformen Anwendung. Die Entzündung der Gelenkhaut kann (Synoviorthese) durch radioaktive Bestrahlung unterdrückt werden. Dazu spritzt man radioaktive Stoffe (Osmium oder 99-Yttrium) in das betroffene Gelenk. Die Erfolgshäufigkeit beträgt aber maximal 50 %. Die Röntgentherapie kann in der Frühphase sinnvoll sein. Mit gutem Erfolg werden bei diesem Krankheitsbild hohe Dosen von Vitamin E eingesetzt (im Durchschnitt 500 mg = 500 I. E.). Wenn die Hüftgelenke schwer befallen sind, kommt der Total- oder Teilgelenkersatz in Betracht. Die Aufrichtung der Wirbelsäule (Columnotomie) wird gelegentlich durchgeführt, ist aber mit vielen Komplikationen belastet. Eine große Bedeutung hat die konsequente Bewegungstherapie.

In der Langzeittherapie ist die Enzymtherapie nichtsteroidalen Entzündungshemmer (NSAR) überlegen. Das konnte Professor Goebel an der Universität Marburg in klinischen Untersuchungen nachweisen. Ruhe-, Belastungs-, Nacht- und morgendlicher Anlaufschmerz bessern sich aber mitunter erst nach ein bis drei Monaten. Bis dahin sollten zusätzlich nichtsteroidale Antirheumatika (NSAR) verabreicht werden. Die Enzymtherapie hat beim Morbus Bechterew den Vorteil vergleichsweise geringer Nebenwirkungen bei guter Wirksamkeit. Die zusätzliche Einnahme von Vitamin A und E wird von fachleuten empholen.

Psoriasis

In Europa leiden etwa 2 – 3 % der Menschen an einer Schuppenflechte. Bei der Mehrzahl der Patienten bleibt die Erkrankung auf die Haut, Schleimhaut und Nägel beschränkt. Etwa 7 % der Psoriatiker leiden zusätzlich an Gelenkentzündungen, der Psoriasis Arthropathica. Die Schuppenflechte wird multifaktoriell, mit einem Art Schwellenwerteffekt, vererbt, d.h. es müssen mehrere Merkmale im Erbgut eines Patienten zusammentreffen, damit die Psoriasis ausbricht. Die Erbmerkmale, der sogenannte Genotyp, bestimmen auch den Typ der Psoriasis. An welchen Stellen sich die Schuppenflechte bemerkbar macht, die Schwere der Erkrankung und ihr Verlauf beeinflussen allerdings exogene Faktoren entscheidend. Verletzungen, Infektionen und psychische Probleme sind als Auslöser der Schuppenflechte bekannt. Klimatische Einflüsse wie z.B. die Sonnenbestrahlung können dagegen zu einer Besserung der Symptome führen. Aufgrund der familiären Häufung und der Verteilung der scharf begrenzten, selten juckenden, entzündlichen und schuppenden Papeln kann der Arzt die Diagnose meist problemlos stellen. Die Schuppenflechte ist zwar eine gutartige Erkrankung, sie hat also kein erhöhtes Krebsrisiko, kann aber die Lebensqualität des Betroffenen deutlich einschränken. Die Psoriasis Arthritis zieht vor allem an Händen und Füßen schwere Funktionseinbußen nach sich.

Das Therapieziel ist es, die Überproduktion der verhornenden Hautzellen zu mindern und die begleitende Entzündung zu dämpfen. Durch das Aufbringen von Keratolytika sowie mit Bädern versucht man, eine Ablösung der verhornten Haut zu erreichen. Gute Erfolge erzielt eine hochdosierte Vitamin A Therapie. Kortison, oder die gelegentlich empfohlene Therapie mit Zytostatika, sollte nur in schweren Fällen in Betracht gezogen werden. In Hinblick auf den günstigen Einfluß klimatischer Faktoren werden lokale und systemische Medikationen mit einer selektiven UV-Bestrahlung kombiniert. Trotz aller Bemühungen sind die Ergebnisse dennoch oft unbefriedigend. Die Veranlagung bleibt bestehen und eine echte Heilung kann nicht erreicht werden. Proteolytische Enzyme können die entzündliche Reaktion mildern und die Gelenkschmerzen bessern. Damit kann zumindest die Zahl der notwendigen Therapiezyklen mit belastenden Medikamenten reduziert werden.

Morbus Reiter

Diese Erkrankung beginnt mit uncharakteristischen Allgemeinbeschwerden und äußert sich schließlich in drei Hauptsymptomen. Es kommt zur Bindehaut- , Harnröhren- und Gelenkentzündung. Befallen werden bevorzugt die großen Gelenke der Extremitäten und bei chronischen Verläufen die Wirbelsäule. Zusätzlich können Entzündungen aller Schleimhäute und innerer Organe Probleme verursachen. Gelegentlich werden auch Hauterscheinungen beobachtet, die einer Schuppenflechte ähneln. Es sind Formen des Morbus Reiter bekannt, die durch Geschlechtsverkehr übertragen werden. Man geht daher davon aus, daß für diese Erkrankung eine autoimmunologische Reaktion in Folge einer Virusinfektion ursächlich ist. Der Einsatz der Enzymtherapie kann hier zu einer deutlichen Besserung der vielfältigen entzündlichen Symptome und einer Reduktion anderer Medikamente führen. Eine zusätzliche Gabe von Vitaminen ist auch hier von Vorteil.

Degenerativer Gelenkrheumatismus

Arthrose

Im Gegensatz zu den reaktiven Arthritiden nach Infekten treten die Arthrosen meist erst im höheren Lebensalter auf. Eine Arthrose, der Gelenkverschleiß, heilt in der Regel nicht mehr völlig aus. Die Ursache dieses degenerativen Leidens kann durchaus im Kindesalter liegen. Eine nicht erkannte Fehlbildung der Hüftpfanne (angeborene Hüftdysplasie) kann bereits im Alter von 20 bis 30 Jahren zur Arthrose des Hüftgelenks führen. Auch erbliche Fehlstellungen der Kniegelenke (O- oder X-Bein-Stellung) belasten die Gelenke übermäßig und können die Ursache von vorzeitigem Verschleiß sein. Entsprechendes gilt natürlich für nicht achsengerecht eingerichtete Ober- oder Unterschenkelbrüche, z.B. nach Skiunfällen. Auch extreme sportliche Belastungen der Gelenke in der Jugend (z.B. Eiskunstlauf) können Arthrosen nach sich ziehen. Bei der Mehrzahl der Arthrose-Patienten läßt sich (Ausnahme: Übergewicht) jedoch keiner der genannten Faktoren feststellen.

Ein weiterer Grund für die Entwicklung einer Arthrose ist die im Alter abnehmende Qualität des Knorpels. Vor allem das Wasserbindungsvermögen und die Reißfähigkeit lassen nach. Verständlich, daß besonders Patienten ab 45 Jahren typische Arthrosebeschwerden entwickeln. Bei fast jedem Menschen über 50 Jahren sind arthrotische Veränderungen röntgenologisch nachweisbar. Interessant ist, daß diese Veränderungen nur bei einem Viertel bis einem Fünftel der Betroffenen auch effektiv zu Beschwerden führen.

Der wesentliche Krankheitsprozeß findet bei der Arthrose im Knorpelbereich statt. Der Knorpel überzieht die knöchernen Anteile des Gelenkes und dient als Stoßdämpfer. Er ist glatt und besitzt keine Blutgefäße. Die Versorgung seiner Zellen mit Nährstoffen und Sauerstoff muß die Umgebung sicherstellen (Diffusion). In erster Linie ist dies die Gelenkschleimhaut. Bei übermäßiger Belastung, oder wenn der Knorpel von Natur aus weniger widerstandsfähig ist, kommt es zu einer Aufrauhung der Knorpeloberfläche und zum Absprengen kleinerer Knorpelbestandteile. Mit der Zeit wird der Knorpel – oft sogar völlig – abgerieben. Dieser Abrieb bleibt im Gelenk liegen und reizt die anliegende Gelenkschleimhaut, die anschwillt (Ödem) und sich entzündet (aktivierte Arthrose). Die entzündlichen Veränderungen der Gelenkschleimhaut beeinträchtigen die Ernährung des Knorpels.

Während bei den großen Gelenken oft ein symmetrischer Befall vorliegt, ist dies bei den Finger- und Zehengelenken eher die Ausnahme. Fast immer ist die Muskulatur in der Nachbarschaft des erkrankten Gelenkes verhärtet. Die Patienten können hier typische Druckpunkte angeben und fühlen. In Abhängigkeit der befallenen Gelenke stehen Behinderungen beim Treppensteigen, Bücken sowie Anziehen von Strümpfen im Vordergrund. Sehr typisch ist der Nachtschmerz sowie die Rötung und Schwellung der Gelenkgegend mit Gelenkerguß. Typisch sind auch in die Umgebung ausstrahlende Schmerzen (z.B. vom Kniegelenk zur Hüfte und umgekehrt). Im Röntgenbild sind häufig nur geringfügige Veränderungen erkennbar. Je nach dem Schweregrad einer Arthrose treten morgendliche Anlauf- und Belastungsschmerzen auf. Die morgendliche Steifigkeit dauert bis zu einer Stunde. Die Beweglichkeit betroffener Gelenke ist eingeschränkt und jede Bewegung wird von knackenden oder knirschenden Geräuschen begleitet. Im fortgeschrittenen Stadium kommt es zu Dauerschmerzen mit einer fast vollständigen Bewegungsunfähigkeit.

Die Diagnose einer schmerzhaften Arthrose wird vom Arzt aufgrund der Schmerzsymptomatik und der Bewegungseinschränkung gestellt. Aus den Laboruntersuchungen ergeben sich meist keine Besonderheiten. Ein Röntgenbild kann zur Bestätigung der Diagnose sinnvoll sein.

Die Therapie der Arthrose

Zunächst ist es notwendig, die typischen Begleiterkrankungen zu erkennen und zu behandeln. Ein erhebliches Übergewicht belastet die Gelenke und ist oft mit Stauungen der Venen- und der Lymphbahnen verbunden. Die abnorme Belastung der Wirbelsäule kann beim Übergewichtigen die Schmerzen potenzieren.

Einer der wichtigsten therapeutischen Aspekte ist die Betreuung des arthrosekranken Patienten durch den Krankengymnasten. Zur Entlastung des betroffenen Beines und zum besseren Halt ist der Stock hilfreich. Der Patienten soll lernen, dieses Hilfsmittel optimal zur Entlastung seines Gelenkes einzusetzen. Eingefahrene Verhaltens- bzw. Bewegungsmuster und vor allem die Schonhaltung verursachen eine Schwächung der Muskulatur, die das Gelenk umgibt. Der dadurch bedingte Verlust an Stabilität führt zu Fehlhaltungen, die das Gelenk zusätzlich schädigen und die Schmerzen erhöhen. Es entsteht ein Teufelskreis (Circulus vitiosus). Neben den krankengymnastischen Behandlungen werden entspannende Massagen (Unterwasser) und die Anwendung von Moor-Schlamm-Bädern als angenehm empfunden. Nicht zu vergessen sind hautreizende Therapieverfahren (Salben, Pflaster), welche, gemäß dem Verständnis der Naturheilkunde, die in der Tiefe sitzende Entzündung über die Haut „ableiten" können. Sinngemäß werden Schröpfkopf- und Lymphdrainage-Behandlungen durchgeführt. Die Behandlung mit nichtsteroidalen Entzündungshemmern (NSAR) wird mittlerweile nicht nur wegen der Nebenwirkungen kritisch beurteilt.

Proteolytische Enzyme entfalten keine knorpelaufbauende Wirkung, dafür stehen andere Präparate (Chondroprotektiva) zur Verfügung. Sie bewähren sich daher besonders bei der Behandlung der aktivierten Arthrose (entzündliche Phase). Enzyme verbessern die Durchblutung und Nährstoffversorgung und greifen an verschiedenen Stellen regulierend in das Entzündungsgeschehen ein. Überschießende Reaktionen, mit dem Risiko der Chronifizierung, werden verhindert. Die Enzymwirkung setzt manchmal erst nach 2 bis 4 Wochen ein. Nichtsteroidale Entzündungshemmer sollten daher keinesfalls sofort abgesetzt, sondern langsam schrittweise reduziert werden. Bezüglich des Nacht-, Druck- und morgendlichen Anlaufschmerzes ist die Enzymtherapie den nichtsteroidalen Entzündungshemmern ebenbürtig, wie entsprechende Untersuchungen zeigen. Eine vierwöchige Systemische Enzymtherapie führt z.B. bei der Mehrzahl der Patienten mit Fingerpolyarthrosen zur Schmerzfreiheit. Je früher die Enzymtherapie eingesetzt wird, um so besser ist der therapeutische Langzeiterfolg.

Muskel- und Weichteilrheumatismus

Weichteilrheuma

Eine exakte Diagnose ist hier oft schwierig. Nicht immer ist die wissenschaftliche Einteilung dieser Erkrankungen in der Praxis anwendbar. Die Ansicht, Weichteilrheuma sei ausschließlich auf simple Störungen (Muskelverhärtung = Myogelose) zurückzuführen, ist falsch. Zum Weichteilrheuma zählen auch Gelenkerkrankungen, bei denen das Gelenk selbst nicht erkrankt ist (Periarthropathie). Die Schmerzen und die Bewegungseinschränkung werden durch die Veränderungen der umgebenden Sehnen, Muskeln und Schleimbeutel verursacht. Frauen, besonders in der Menopause, leiden häufiger an dieser Erkrankung als Männer. Typisch ist der Dauerschmerz, der die aktive Bewegung des Gelenks weitgehend unmöglich macht. Die passive Beweglichkeit, d.h. der Arzt bewegt das Gelenk, ist jedoch möglich. Ähnlich wie bei der Arthrose sind auch für dieses Krankheitsbild Schmerzpunkte typisch. Diese Druckpunkte sind in der Regel Stellen, an denen Muskeln bzw. die Sehen der Muskeln am Knochen ansetzen. Eine einfache Entzündung des Sehnenansatzes (Sehnenansatztendopathie) ist z. B. auch der bekannte Tennisellbogen. Menschen, die eine gleichförmige Arbeit (Schreibmaschine, Bügeln, Akkordarbeiten) verrichten, sind davon häufiger betroffen als Tennisspieler oder -spielerinnen.

Die Ursachen von Weichteilrheumatismus

Die Ursache des Weichteilrheumas ist in der Regel eine erhöhte Grundspannung (Tonus) der Muskulatur, die den Sauerstoff- und Nährstoffverbrauch steigert. Die für die Versorgung notwendigen Blutgefäße werden, durch die unter Spannung stehenden Muskelfasern, gleichzeitig eingeengt. Dadurch wird auch der Abtransport von Stoffwechselschlacken eingeschränkt. Die Anhäufung der Stoffwechselprodukte beeinträchtigt wiederum die Regelmechanismen der Blutgefäße. Es kommt zur Strömungsverlangsamung (Stase), die zur weiteren Verschlechterung der lokalen Gewebeversorgung beiträgt. Es entsteht eine chronische Entzündung. Ähnliche Mechanismen führen auch an den Sehnenansätzen zu Reizerscheinungen des umliegenden Gewebes.

Auslöser für die Erhöhung des Muskeltonus sind oftmals psychische Faktoren wie Streß, Depression und Angst. Bestehende Schmerzen werden durch eine depressive Grundhaltung verstärkt. Kälte, Nässe, eine lokale Überbeanspruchung (Mikrotraumen) sowie Fehlhaltungen (Skoliose, Beinverkürzung) begünstigen die Entwicklung des Weichteilrheumas. Bei der Untersuchung fallen insbesondere die Einschränkung der aktiven Beweglichkeit und die genau umschriebenen Druckpunkte auf. Im Bereich dieser Schmerzpunkte ergeben sich aus den Röntgenbildern Hinweise auf Verkalkungen, die ihrerseits das umgebende Gewebe reizen. Laboruntersuchungen sind in der Regel unauffällig.

Die Therapie des Weichteilrheumas

Um eine Besserung weichteilrheumatischer Krankheitsbilder zu erreichen, sind erhebliche therapeutische Anstrengungen erforderlich. In erster Linie sind hier Bäder (Peloide), Elektrotherapie, Ultraschall, Massagen und Krankengymnastik zu nennen. Eine weitere Aufgabe besteht darin, psychosomatische Aspekte der Erkrankung aufzudecken. Einige Forschergruppen glauben, daß vorwiegend Menschen mit einer zwanghaft perfektionistischen Persönlichkeitsstruktur unter Weichteilrheumatismus leiden. Diese Menschen sind latent aggressiv, was sich in der erhöhten Muskelspannung ausdrückt. Viele der Patienten haben eine depressive Grundstimmung und geben typische Symptome wie Kopfschmerz, Schwitzen, Herzklopfen, Mißempfindungen im gesamten Körper, Völlegefühl und Menstruationsstörungen an.

Neben den notwendigen physikalischen Maßnahmen hat sich die Systemische Enzymtherapie hier bewährt. In einer großangelegten kontrollierten Studie wurden über 400 Patienten mit Enzymen behandelt. Zu Beginn muß die Enzymtherapie in höheren Dosen gegeben werden. Nach einer Woche kann dann auf eine individuelle Erhaltungsdosis reduziert werden. Diese sollte für mindestens vier bis sechs Wochen beibehalten werden. Kommt es in der Anfangsphase der Behandlung zu einer geringfügigen Verschlimmerung der Beschwerden, darf die Enzymtherapie keinesfalls abgesetzt werden. Allenfalls kann die Dosis kurzzeitig verringert werden.

Autoimmunerkrankungen – immer mehr Bedeutung

In jüngster Zeit werden autoimmunologische Reaktionen für immer mehr Erkrankungen verantwortlich gemacht. Bei all diesen Erkrankungen liegt eine Störung des Immunsystems, eine Störung der physiologischen Immunhomöostase, vor. Meistens neigen diese Erkrankungen zur Chronifizierung.

Analogie in der Ursache

Die neuen immunologischen Kenntnisse helfen, die Entstehung der rheumatoiden Arthritis, des Morbus Bechterew, der immunologisch bedingten Gefäßentzündung (Immunvaskulitis) und anderer Autoimmunerkrankungen zu studieren. Die Entwicklung experimentell ausgelöster autoimmunbedingter Bindegewebsentzündungen (Kollagenosen) und Nierenentzündungen hat sich dabei als sehr hilfreich erwiesen. Danach laufen alle autoimmunbedingten Gewebszerstörungen, bei denen Autoantikörper (AAB), Immunkomplexe (IK), Komplementaktivierung (vgl. S. 53 ff.) und zellzerstörende T-Lymphozyten eine Rolle spielen, nach einem ähnlichen Schema ab.

Als Auslöser von Autoimmunerkrankungen respektive der Störung des Immunsystems kommen viele Faktoren in Betracht. Neben einer Veranlagung (erblichen Disposition) sind hier Virusinfektionen, Ernährungsgewohnheiten, Vergiftungen und geophysikalische Faktoren (Strahlung) zu nennen. Es ist auffällig, daß überwiegend Frauen von autoimmunbedingten Erkrankungen betroffen sind. Aber, die Erbanlage allein reicht nicht aus, um eine Autoimmunerkrankung in Gang zu setzen. Die folgenden Erkrankungen sind einige Beispiele chronisch autoimmunbedingter Entzündungen mit der Zerstörung gesunden Gewebes.

- *Multiple Sklerose*
  Siehe nachfolgendes Kapitel
- *Amyotrophe Lateralsklerose*
  Die amyotrophische Lateralsklerose ist eine fortschreitende degenerative Erkrankung bestimmter Bereiche des Zentralnervensystems (1. und 2. motorisches Neuron). Von der Degeneration betroffen sind die sogenannten Seitenstränge des Rückenmarks, wodurch es zur Lähmung oder zur Spastik der aus diesen Nervengebieten versorgten Muskulatur kommt. Häufig treten die Erstsymptome an den kleinen Handmuskeln auf. Neben Schmerzen, einer besonderen Art von Muskelzuckungen (Faszikulationen) treten die Lähmungen auf. Die Sensibilität ist in diesen Bereichen nicht gestört.
- *Guillain-Barré-Syndrom*
  Die Entzündung vieler Nervenwurzeln, eine Polyradikulitis, kennzeichnet das Guillain-Barré-Syndrom. Häufiger Auslöser dieser chronisch fortschreitenden Entzündung sind Infektionen. Die Erkrankung führt zu aufsteigenden Lähmungen, Mißempfindungen und Schmerzen.
- *Myasthenia Gravis*
  Bei der Myasthenia gravis bildet das Immunsystem Antikörper gegen bestimmte Rezeptoren auf den Zellen, die für die Übertragung eines Nervenimpulses auf eine Muskelfaser verantwortlich sind. Durch den Antikörper wird der Rezeptor blockiert, so daß die Erregungsübertragung auf den Muskel nicht mehr erfolgen kann. Die betroffenen Menschen leiden an einer langsam an Intensität zunehmenden Ermüdungslähmung der Muskeln. Zuerst sind die Augenmuskeln betroffen, später breitet sich das Krankheitsbild auf die Schlund und Kehlkopfmuskulatur und schließlich auch auf die Rumpfmuskulatur aus.
- *Dermatomyositis*
  Die Dermatomyositis ist eine seltene schleichend-chronisch verlaufende Erkrankung des Bindegewebes, der Haut, der Muskeln und der inneren Organe. Bei Erwachsenen tritt diese Erkrankung oft als Begleiterkrankung einer Krebserkrankung auf. Zu Beginn kommt es zu diffusen oder auf bestimmte Körperbereiche beschränkte Bewegungsschmerzen. Im Lauf der Zeit bilden sich die Muskeln zurück und sklerosieren. Im Kopf- und Halsbereich sowie in Gelenknähe treten

Ödeme auf. Später kommt es zu Hautrötungen sowie Schuppungen mit Veränderungen der Haut und Hautgefäße. Die Patienten verlieren an Gewicht, der Muskeltonus wird schwächer und es treten Schluckstörungen oder Komplikationen durch den Befall anderer Organe auf.

- *Polymyositis*
  Unter einer Polymyositis versteht man die Entzündung einer oder mehrerer Muskelgruppen. Die Polymyositis kann ähnlich einer Dermatomyositis ablaufen oder auch ohne Hauterscheinungen als reine Muskelentzündung.

- *Colitis Ulcerosa und Morbus Crohn*
  Colitis Ulcerosa und Morbus Crohn sind chronisch entzündliche Darmerkrankungen (CED). Über die krankheitsauslösenden Faktoren der CED wird noch spekuliert. Im Verdacht stehen Viren und Bakterien. Die Colitis Ulcerosa ist eine diffuse unspezifische Entzündung, die ausschließlich auf die Schleimhaut des Dickdarms beschränkt bleibt. Der Morbus Crohn kann dagegen den gesamten Verdauungstrakt vom Mund bis zum After befallen. Typisch ist beim Crohn, daß die befallenen Darmabschnitte landkartenartig mit Geschwüren durchsetzt sind. Die Geschwüre dringen tief in die Darmwand ein und bilden Fisteln und Abszesse. Colitis Ulcerosa und Morbus Crohn können den gesamten Organismus in Mitleidenschaft ziehen. Dazu gehören Gelenkentzündungen, Hautveränderungen und Erkrankungen innerer Organe wie Fettleber und Gallengangsentzündungen.

- *Arteriosklerose*
  Siehe Kapitel über Gefäßerkrankungen

Autoimmunerkrankung (Abkürzung)	w/m
chronisch aggressive Hepatitis	w >>> m
Hashimoto-Thyreoditis	20 : 1
Morbus Basedow	5 : 1
rheumatoide Arthritis	3 : 1
Lupus erythematodes (Kollagenose)	9 : 1
Dermatomyositis (Kollagenose)	7 : 1
Multiple Sklerose (MS)	2 : 1
Amyotrophe Lateralsklerose (ALS)	2 : 1
Myasthenia gravis (MG)	1,5 : 1
Colitis Ulcerosa und Morbus Crohn (CED)	2 : 1

Tab. 3: Die Geschlechterverteilung einiger Autoimmunerkrankungen

Das Ziel neuer Behandlungsstrategien ist es, gelöste (humorale) Autoantikörper, krankmachende Immunkomplexe und zellzerstörende Zellen, die körpereigenes gesundes Gewebe angreifen, aus dem Blut zu entfernen. Man entwickelte dazu verschiedene technische Verfahren der Immunkomplexentfernung, die unter dem Sammelbegriff Apherese zusammengefaßt werden. Bei der Plasmapherese wird das gesamte Blut zwei- bis dreimal durch eine Maschine geleitet, die die krankheitsverursachenden Antikörper, Immunkomplexe und Lymphozyten entfernt. Dieses Verfahren ist teuer und wird aus wirtschaftlichen Gründen nur selten durchgeführt. Bei Patienten, die unter einer sehr massiv verlaufenden Autoimmunerkrankung leiden, kann die Plasmapherese mitunter lebensrettend sein und zu erheblichen Besserungen führen. Eine andere Möglichkeit ist das Protein-A-Adsorptionsverfahren. Man leitet das Blutplasma des Patienten über eine Substanz mit dem Namen „Protein-A". Das Protein-A hat die Eigenschaft, die Antikörper und Immunkomplexe aus dem Blutplasma an sich zu binden, so daß das Blut von den krankheitsverursachenden Faktoren gereinigt wird. Die genannten technischen Verfahren werden häufig mit anderen Methoden der Immunkomplexelimination bzw. Immunregulation kombiniert. Meist ist damit eine – zumindest vorübergehende – Rückbildung (Remission) zu erreichen. Bei einigen besonders schweren Autoimmunerkrankungen ist die Kombination technischer Verfahren mit der Gabe von Zytostatika zur Therapie der Wahl geworden. Unter anderem gilt dies für das „Good-Pasture-Syndrom", eine akute, schwere autoimmunbedingte Nieren- und Lungenerkrankung.

Als nichttechnisches Verfahren ist auch die Systemische Enzymtherapie in der Lage, krankmachende Immunkomplexe zu beseitigen. Sie löst gewebsgebundene Immunkomplexe aus der Rezeptorbindung und verhindert deren Neubildung. Durch die Stimulation der Makrophagen kommt es zusätzlich zu einer Steigerung der Elimination der Immunkomplexe über die Phagozytose. Die Systemische Enzymtherapie wirkt sich zudem immunregulierend aus. Das normale Gleichgewicht aller an der Abwehr beteiligten Komponenten des Immunsystems wird schneller wiederhergestellt.

Der Einsatz der Systemischen Enzymtherapie hat sich bei verschiedenen autoimmunbedingten Erkrankungen in Kombination mit anderen Therapieverfahren bewährt.

Multiple Sklerose (MS)

Die genaue Krankheitsursache der Multiplen Sklerose liegt noch weitgehend im Dunkeln. Fast alle Theorien über ihre Entstehung mußte man wieder verwerfen. In der Hoffnung, das Schicksal der betroffenen Menschen verbessern zu können, wurden auch immer neue Behandlungsstrategien entwickelt. Der Behandlungserfolg bei der Multiplen Sklerose (MS) ist nach wie vor unbefriedigend.

Was ist von der Multiplen Sklerose bekannt?

In Deutschland gibt es mehr als 100.000 und weltweit mehr als eine Million Menschen, die an MS erkrankt sind. Bei Frauen tritt diese Erkrankung etwa doppelt so häufig auf wie bei Männern. Meist beginnt sie im Alter zwischen 15 und 40 Jahren. In kalt-feuchten Klimazonen trifft man die Erkrankung viel häufiger an, als in warmen Ländern. Bestimmte Bevölkerungsgruppen werden, unabhängig von der Klimazone häufiger, andere dagegen seltener von der MS betroffen.

Mittels spezieller Laboruntersuchungen ist es heute möglich, einen Zusammenhang zwischen bestimmten Erbmerkmalen und dem Auftreten der MS herzustellen. Das X-Chromosom (das weibliche Geschlechtschromosom) spielt dabei offensichtlich eine wichtige Rolle. Zudem findet man bei MS-Patienten sehr oft ein Zelloberflächenmerkmal, ein bestimmtes HLA-Antigen. Die Erbinformation für die Herstellung dieses HLA-Antigens ist auf dem Chromosom 6 gespeichert. Menschen, die dieses genetische Merkmal haben, erkranken 2 – 4x häufiger an MS. Je nach Bevölkerungsgruppe ist die Zelloberflächenkennzeichnung (HLA-Antigen-System) der Körperzellen unterschiedlich. D.h., Menschen einer Region haben auf ihren Zellen z.B. das HLA-A3- oder das HLA-B7-Antigen, Menschen anderer Länder oder ethnischer Zugehörigkeit eher das HLA-Dw2-Antigen. Bei Multiple Sklerose Patienten läßt sich sehr oft das HLA-DR2-Antigen nachweisen. Es ist also nicht verwunderlich, daß es auch eine familiäre Häufung der MS gibt. Sind die Eltern an Multipler Sklerose erkrankt, besteht für die Kinder gegenüber der Normalbevölkerung ein ca. 12fach höheres, Risiko ebenfalls an Multipler Sklerose zu erkranken.

Man kann heute mit Sicherheit sagen, daß es für die MS eine genetische Prädisposition gibt. Dies allein reicht jedoch nicht aus. Offenbar müssen weitere auslösende Faktoren hinzukommen. Laufende Untersuchungen erhärten den Verdacht, daß Autoimmunvorgänge einen Beitrag zur Entstehung und zum Verlauf der MS leisten.

Wie kommt es zur Zerstörung des Nervenmantels?

Bei der Multiplen Sklerose wird die Ummantelung der Nervenfasern (Myelinscheide) zerstört. Es kommt dabei regelrecht zu kreisrunden

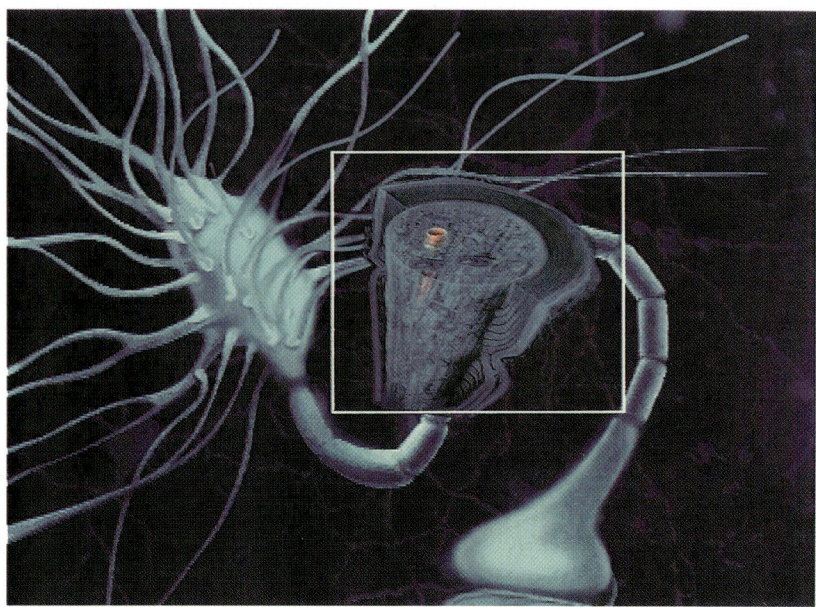

Abb. 40: Eine gesunde Nervenzelle mit Nervenfaser (Axon). Die Ummantelung der Nerven-faser enthält Ranvier'sche Schnürringe, die eine schnellere Nervenimpulsleitung ermögli-chen. Der Ausschnitt zeigt die Nervenfaser und die Ummantelung im Querschnitt.

Ausstanzungen in dieser Isolierschicht. Die sogenannte Entmarkung der Nerven führt zu einer Beeinträchtigung ihrer Leitfähigkeit. Die Krank-heitssymptome entstehen, da die Nervenimpulse nur noch verzögert und später gar nicht mehr weitergeleitet werden.

Für die Zerstörung des Nervenmantels (Markscheide, Myelinscheide) sind offenbar im Blut gelöste (humorale) Antikörper, Immunkomplexe und speziell aktivierte T-Lymphozyten verantwortlich. Das körpereigene Myelinprotein, aus dem der Nervenmantel aufgebaut ist, wird von Antikörpern als „fremd" erkannt. Sie binden sich daran und aktivieren damit das Komplementsystem, das letztlich die Zerstörung der Myelin-scheide ausführt. Vor allem während der Schubphase lassen sich im Blut und in der Gehirnflüssigkeit (Liquor) fast aller MS-Patienten massenhaft zirkulierende Immunkomplexe aus Antikörpern und Myelinproteinen nachweisen. Diese Immunkomplexe lagern sich bevorzugt im Markschei-dengewebe ab, wo sie ebenfalls zu einer Komplementaktivierung führen können. Die zellzerstörenden T-Lymphozyten werden gegen das Myelin sensibilisiert und greifen die Nervenzellen direkt an. Bei diesem Prozeß spielen Adhäsionsmoleküle eine Rolle.

Die Antikörper sind aber nicht nur gegen das Myelinprotein des Nervenmantels gerichtet, sondern reagieren bei über 75 % der Patienten auch mit den Antigenen, die bei einer Masern- oder auch bei einer anderen Virusinfektion auftreten (Kreuzreaktion). Das bedeutet jedoch nicht, daß bei diesen Menschen noch aktive Viren im Körper leben. Ob und inwieweit Infektionen an der Entstehung der MS als Auslöser beteiligt sind, ist noch unklar. Möglicherweise führen Virusinfektionen, die bereits in der Kindheit durchgemacht wurden, zu einer Art Immunisierung. Dabei entstehen Antikörper, die zufällig auch mit dem körpereigenen Myelin als Antigen reagieren. Es ist denkbar, daß für diese Art der Immun(fehl)reaktion eine genetische Veranlagung Voraussetzung ist. So entstehen nach einer Maserninfektion bei ca. 15 % aller Patienten Antikörper oder Lymphozyten, die auch gegen das Myelinprotein des Nervenmantels gerichtet sind. Ähnliches trifft auch für andere Virusinfektionen zu.

Die Fragmente der zerstörten Markscheiden im Entzündungsgebiet werden von aktivierten Makrophagen aufgenommen (Phagozytose) und verdaut. Solche Freßzellen, gefüllt mit Myelin-Immunkomplexen, findet man vor allem während der Schubphase im Liquor und im Blut vieler MS-Patienten.

In der aktiven Phase der MS-Erkrankung findet man auch sehr hohe TNF- und IL-Konzentrationen im Blut und im Liquor der Patienten. Welche besondere Rolle der Tumor-Nekrose-Faktor (TNF) und die Interleukine (IL) 1 und 2 bei der Zerstörung des Myelins spielen, ist noch nicht exakt geklärt. Aus der modernen Immunologie ist aber bekannt, daß vor allem ein entgleistes Zytokinsystem (Zellbotenstoffsystem) an autoimmunbedingten Entzündungen und schweren Krankheitssymptomen beteiligt sein kann (vgl. Immunologie, Tumorerkrankungen).

Hat das Abwehrsystem – humoral und zellulär – erst einmal damit begonnen das eigene Myelin anzugreifen, kommt ein Entzündungsprozeß in Gang. Dabei entstehen Substanzen, die selbst wieder eine erneute Entzündungsreaktion auslösen. Die Erkrankung unterhält sich selbst. Der Körper mobilisiert all seine Kräfte, um eigenes, gesundes Nervengewebe zu zerstören.

Verlauf der MS

Die ersten Krankheitssymptome sind oft uncharakteristisch und gleichen den Empfindungen bei einer akuten Grippe mit extremer Müdigkeit, Appetitlosigkeit, Depression, Schmerzen und ausgeprägtem Krankheitsgefühl. Später treten meist Symptome spastischer Art hinzu, die als Schwäche oder als Schwere der Glieder empfunden werden. Oft sind die

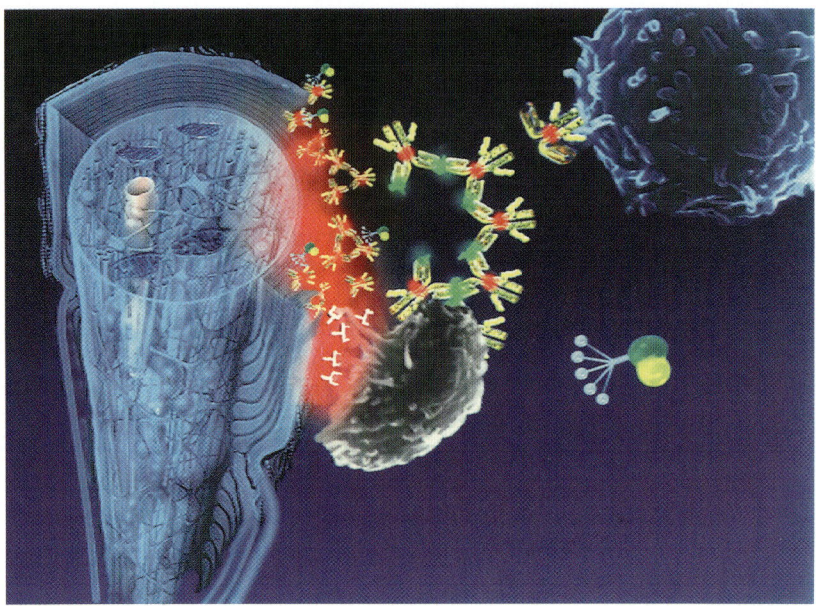

Abb. 41: An die Myelinscheide der Nervenfaser sind Immunkomplexe und Autoantikörper gebunden. Komplement-Proteine lagern sich an und aktivieren die Komplement-Kaskade. Ein speziell sensibilisierter zellzerstörender T-Lymphozyt versucht, über Adhäsionsmoleküle an der Myelinscheide anzudocken. Die Myelinscheide ist entzündet und in weiten Bereichen bereits zerstört.

Reflexe am ganzen Körper, besonders den Beinen, vermindert oder aufgehoben. Die in den frühen Stadien der MS-Erkrankung vielfältigen Empfindungsstörungen (sensorische Ausfälle) reichen von einer Gefühllosigkeit in bestimmten Körperregionen über Brennen, Druck- oder Engegefühl im Brustbereich bis hin zur Überempfindlichkeit bei der Berührung bestimmter Hautregionen.

Der Sehnerv wird meist schon sehr früh in Mitleidenschaft gezogen, wodurch es zu Einschränkungen des Sehvermögens (z.B. Verschwommenheit, Schleier, starke Lichtempfindlichkeit), häufig von Schmerzen der Augen begleitet, kommt. Anfänglich bilden sich diese Veränderungen noch zurück, können aber im Laufe der Zeit zur Erblindung führen. Eine geringfügige Schwellung oder weiße Flecken im Augenhintergrund sind nicht selten der erste Hinweis auf die Multiple Sklerose, welcher zufällig bei der augenärztlichen Untersuchung festgestellt wird. Den Beginn der Erkrankung können aber auch Störungen der Blasen- (Urindrang, Inkontinenz) und der Sexualfunktion (z.B. Impotenz) markieren. Kann die

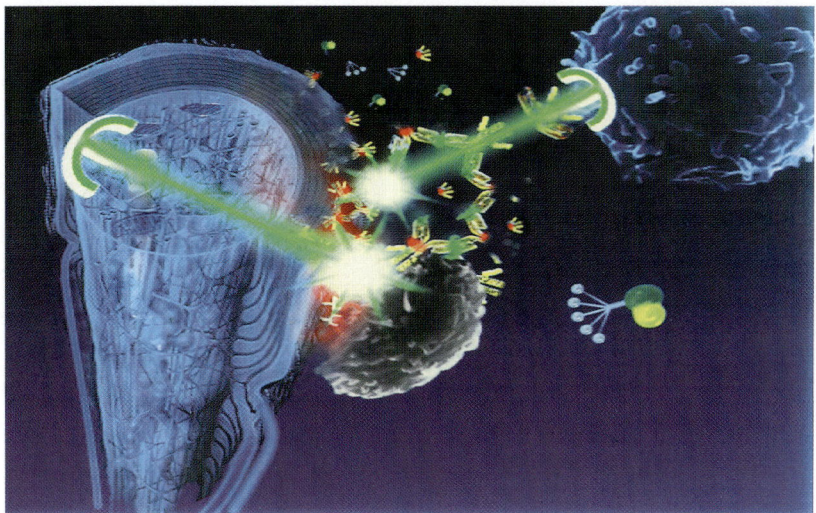

Abb. 42: Enzyme spalten die Immunkomplexe und Autoantikörper. Sie vermindern damit die Komplementreaktion mit der Zerstörung der Myelinscheide. Die Adhäsionsmoleküle der zellzerstörenden Lymphozyten werden soweit verändert, daß eine Anlagerung dieser Zellen am Myelin unterbleibt. Enzyme können den bereits entstandenen Schaden nicht mehr reparieren. Aber die Ursache der Zerstörung und weiterer Schäden, die Entzündung, bildet sich zurück.

Blase nicht mehr vollständig entleert werden (Restharn), kommt es leicht zu Blaseninfektionen.

Bei vielen Patienten verläuft die Multiple Sklerose über lange Zeit in Schüben und relativ gutartig. Phasen mit besonderer Krankheitsaktivität werden von Phasen mit relativer Symptomfreiheit abgelöst. Die Dauer dieser Perioden kann sehr variieren. Insgesamt sind die Krankheitssymptome nur wenig ausgeprägt und behindern den Erkrankten in seiner Lebensqualität kaum. Oft dauert es zu 20 Jahre, bis eine deutlichere Krankheitssymptomatik auftritt und allmählich die Lebensqualität stärker beeinträchtigt wird. Leider gibt es auch Krankheitsverläufe, die bereits nach wenigen Jahren die Lebensqualität stark einschränken. Der Patient wird relativ früh an den Rollstuhl bzw. später an das Bett gebunden.

Bei einem Teil der Patienten tritt lediglich einmal ein Schub auf und nach dem Abklingen der Symptome bleibt der Patient lebenslang von weiteren Attacken verschont. Dieser gutartige Verlauf der MS, mit einer sehr günstigen Prognose, tritt bei 10 – 30 % der Betroffenen auf. Bei diesen Patienten ist wahrscheinlich keine intensive Behandlung erforderlich. Natürlich weiß man zu Beginn einer solchen Schubphase nicht, zu

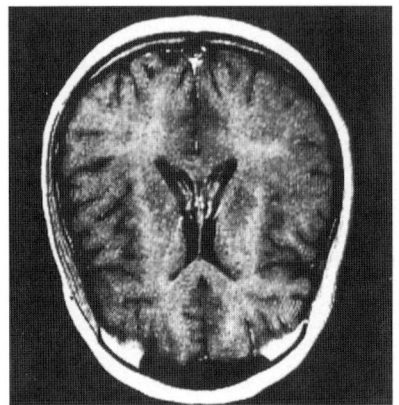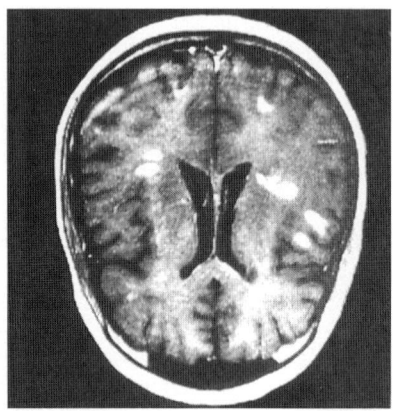

Abb. 43: Computertomogramm Im Querschnitt des Gehirns sind helle Entmarkungsherde sichtbar. Dies kann, muß aber nicht das Zeichen einer MS sein. Zur Diagnose einer MS müssen noch andere Kriterien erfüllt sein.

welcher Gruppe der Patient gehört. Alle Patienten sollten daher möglichst so behandelt werden, als wären weitere Schübe zu erwarten.

Bei anderen Patienten sind dagegen kaum schubhafte Krankheitsaktivitäten zu beobachten. Es kommt vielmehr zu einer sich ständig und gleichmäßig verschlimmernden Krankheitssymptomatik – man spricht hier vom chronisch progredienten Verlauf. Auch ein schubhafter Verlauf der MS kann nach einigen Jahren allmählich in einen chronisch progredienten übergehen.

Die Diagnose ist schwierig

Bevor eine Behandlung der Multiplen Sklerose erfolgen darf, muß die Diagnose einwandfrei gestellt sein. Dies ist nicht immer einfach. International hat man sich auf eine 3-Stufen-Diagnose (definitiv, wahrscheinlich, möglich) geeinigt. Eine gesicherte MS liegt vor, wenn zweimal eine Phase aktiver Erkrankung mit klinischer Symptomatik auftritt und / oder zwei oder mehr Läsionen im Nervengewebe, sog. Entmarkungen, nachweisbar sind. Für eine definitive MS-Diagnose durch Laboruntersuchungen müssen zusätzlich mindestens eine aktive Erkrankungsphase und/oder Läsionen der Markscheide gegeben sein.

In der Bundesrepublik gelten 60.000 MS-Kranke als endgültig diagnostiziert, bei weiteren 50.000 ist die Diagnose nicht einwandfrei festgelegt oder steht noch aus. In Tabelle 4 sind die Symptome von 55 MS-Patienten zum Zeitpunkt der Diagnose und wiederum 5 Jahre danach gegenübergestellt. Bildgebende Verfahren wie das Computertomogramm (CT) und vor allem das Kernspintomogramm (NMR) verbesserten die diagnosti-

motorische Störungen	80 – 90 %
(Paresen, Reflexsteigerungen, Pyramidenbahnzeichen)	
Sensibilitätsänderungen	80 – 90 %
(Parästhesien in Form von Kribbeln, Ameisenlaufen, Brennen, Gürtelgefühl, Dysästhesien entlang der Wirbelsäule, Störungen der Lageempfindung der Hand)	
Spastik, Hirnstamm-, Kleinhirn- und Hirnnervenstörungen	50 – 80 %
(Ataxien, Ganganomalien, Gesichtsfeldausfälle, Sehnervveränderungen, Neuralgien, Sprachstörungen, Schwindel, bulbäre Schluckstörungen, unilaterale Muskelkontraktionen)	
vegetative Dysregulationen	> 50 %
(Funktionsstörungen von Blase und Mastdarm, beeinträchtigte Sexualität, gestörte Regulation der Vasomotorik und der Schweißsekretion)	
psychische Aberrationen	40 %
(Depression, Affektinkontinenz, Psychosen etc.)	

Tab. 4: Häufigkeit verschiedener MS-Symptome

schen Möglichkeiten erheblich. Bereits in einem sehr frühen Stadium der Erkrankung sind heute die Entmarkungsherde in Gehirn und Rückenmark nachweisbar. Auch neue Laboruntersuchungen tragen zu einer frühzeitigen und zuverlässigen Diagnose bei.

Welche Therapiemöglichkeiten gibt es?

Die Chancen für eine erfolgreiche Behandlung sind beim schubhaften Verlauf günstiger. Die akuten Phasen müssen möglichst schnell abgeschwächt und beendet werden. Bei der chronisch progredienten Form versucht man, das Fortschreiten der Erkrankung zu verlangsamen.

Medikamente, die das Immunsystem hemmen (Immunsuppressiva), haben meist nur eine vorübergehende Wirkung. Mitunter wird zwar eine deutliche Verbesserung der Krankheitssymptomatik erreicht, sie hält jedoch oft nur über wenige Monate an. Manche Neurologen setzen kombiniert Kortikoide und Zytostatika ein. Es gelingt so meist die Intensität der Schübe zu mildern, bei den meisten Patienten geht die Erkrankung aber schon viel früher in eine chronisch progrediente Form über. Insgesamt verbessert diese Behandlung die Prognose nicht. In einigen Behandlungszentren werden Zytostatika und Plasmapherese (vgl. S. 120) miteinander kombiniert. Es gibt Hinweise dafür, daß damit gute Behandlungsresultate erzielt werden können. Bei Kortisonpräparaten und Zytostatika wirft sich aber generell die Frage auf, inwieweit ein

Langzeiteinsatz dieser Medikamente gerechtfertigt ist. Ob langfristig die Vor- oder Nachteile für die Betroffenen überwiegen, kann heute noch nicht abschließend beurteilt werden. Eine Überlegung hat sich aber offensichtlich schon als falsch erwiesen. Die reine Unterdrückung des Immunsystems kann den Angriff gegen das Markscheidengewebe nicht dauerhaft stoppen. Die ständige Immunsuppression provoziert zudem andere Krankheiten, die den ohnehin geschwächten Patienten zusätzlich bedrohen. Aus diesen Gründen trennt man sich heute wieder weitgehend von einer Langzeit-Immunsuppression. Lediglich zu Beginn eines Schubes wird über 3 – 4 Tage hochdosiert Kortison eingesetzt, um Schäden durch die aktive Phase so gering wie möglich zu halten.

Es ist nur zu verständlich, daß immer wieder versucht wird, mit neuen Behandlungsmethoden das Schicksal der Betroffenen zu verbessern. Professor Bauer, Präsident der Deutschen Gesellschaft für Multiple Sklerose, erinnert sich, daß während seiner beruflichen Tätigkeit ca. 65 verschiedene Therapieverfahren getestet wurden. Fast alle Behandlungsmethoden, die zunächst große Hoffnungen geweckt hatten, enttäuschten in klinischen Überprüfungen.

Einen festen Platz haben bei der Behandlung der Multiplen Sklerose Diätformen, die vor allem häufige Mahlzeiten mit Rohkost, bestimmten ungesättigten Fettsäuren und Vitaminen vorschreiben. Das Ziel ist dabei, daß die Stoffwechselfunktion verbessert wird und freie Radikale durch Radikalfänger (wie Vitamin E) eliminiert werden. Eine Diätform wurde nach dem verstorbenen Arzt Dr. Evers benannt, der als leitender Arzt an der MS-Klinik Sorpesee tätig war. Mehrere klinische Studien beweisen, daß das Schicksal von MS-Patienten durch diese Evers-Diät in gewissem Umfang zu verbessern ist.

Es gibt aber manche Behandlungsstrategie, die vielleicht zu Unrecht nicht weiter verfolgt wurde, da wesentliche immunologische Zusammenhänge nicht beachtet wurden oder überhaupt noch nicht bekannt waren. Eine dieser Methoden hat in der Zwischenzeit in den USA große Bedeutung gefunden. Wie bereits erwähnt, ist es durch die Injektion bestimmter Antigene möglich, Erkrankungen auszulösen, die den menschlichen Autoimmunerkrankungen sehr ähnlich sind. Als vor ca. 30 Jahren die Grundlagen dafür erarbeitet wurden, zeigte sich, daß die orale Zufuhr des selben Antigens das Abwehrsystem gewissermaßen an den Fremdreiz gewöhnt (desensibilisiert). Wird danach das Antigen gespritzt, toleriert das Abwehrsystem den Fremdreiz und es kommt nicht zur Entwicklung einer Autoimmunerkrankung. Die Desensibilisierung ist auch bei anderen Autoimmunerkrankungen wie z.B. der rheumatoiden Arthritis und den immunologisch bedingten Nierenentzündungen (Glomerulonephritis) einsetzbar. Professor Weiner von der Harvard University in Boston griff diese Erkenntnis auf. Er entwickelte eine orale Behandlung für die Frühphase der MS, deren bisherige Ergebnisse recht positiv sind. Auch auf anderen Wegen wird versucht, die Antikörper, die Immunkomplexe und die spezifischen T-Lymphozyten, die die Markscheiden zerstören, immunologisch zu entschärfen. Vor allem Interferone und auch Immunglobuline werden dazu eingesetzt.

Mit der Systemischen Enzymtherapie gelingt es, verschiedene Strategien zu verfolgen. Immunkomplexe können aus der Bindung an das Markscheidengewebe gelöst und durch direkte Spaltung und Aktivierung der Phagozytose beseitigt werden. Proteolytische Enzyme regulieren zudem die Zellbotenstoffe (Zytokine) und hemmen die Ausbildung von Adhäsionsmolekülen, die für eine Zerstörung der Markscheiden durch Zell-zu-Zell-Kontakte mit den Immunzellen (spezifische T-Lymphozyten) erforderlich sind. Bereits vor ca. 30 Jahren stellte Professor Wolf fest, daß die nicht-spastischen Symptome seiner Patienten nach einer längeren Enzymbehandlung um durchschnittlich ca. 50% vermindert waren. Diese Besserung ließ sich über viele Jahre erhalten. In den frühen 70er Jahren setzte Professor Tsiminakis an der Neurologischen Klinik der Universität Wien und später an der Universität Athen die orale Enzymtherapie bei insgesamt 60 Patienten mit Multipler Sklerose ein. Auch er hatte bei einem Teil der Patienten recht erstaunliche Behandlungserfolge beobachtet. Nach einer längeren Unterbrechung der Enzymtherapie traten die Symptome wieder auf.

Eine intensive Auseinandersetzung mit diesen Erkenntnissen brachte allerdings erst Frau Dr. Christa Neuhofer, Ärztin am Krankenhaus Braunau am Inn, Mitte der 70er Jahre in Gang. Die Ärztin war selbst an MS erkrankt und mußte zunächst ihren Beruf aufgeben. In den folgenden Jahren gelang es ihr, im wesentlichen gestützt auf Enzymkombinationspräparate, ihren Zustand zu bessern. Seither ist sie in ihrer Praxis tätig und behandelt viele MS-Patienten, wobei sie die Behandlung weiter verbesserte und optimierte. Die Behandlungserfolge wurden systematisch dokumentiert und von neutralen Neurologen überprüft. Eine Auswertung aus dem Jahre 1990 berücksichtigt insgesamt 150 MS-Patienten, die Frau Dr. Neuhofer mehr als 2 Jahre mit proteolytischen Enzymen behandelt hatte. Die Entwicklung der Krankheitssymptome wurde mit der Standardbewertung nach Kurtzke beurteilt. 80% der Patienten mit schubhaftem Verlauf profitierten von der Enzymtherapie. Am besten sprachen die Beeinträchtigungen der Augen-, Blasen-, Darmfunktion an. Hinsichtlich der spastischen Symptome war der Erfolg geringer. Die erreichten Besserungen konnten in der Regel langfristig stabilisiert werden (2 – 8 Jahre). Bei den chronisch progredienten Verläufen war der Therapieerfolg zwar weniger ausgeprägt, das Fortschreiten der Erkrankung konnte aber zumindest meist deutlich gebremst werden. Ihre Ergebnisse, die auch Gegenstand verschiedener Publikationen waren, trug

Frau Dr. Neuhofer wiederholt bei Tagungen vor. Dies führte dazu, daß die Systemische Enzymtherapie von neurologischen Kliniken in kontrollierten klinischen Studien überprüft wurde und wird.

In klinischen Untersuchungen haben sich oral verabreichte proteolytische Enzyme bei der Multiplen Sklerose bereits bewährt. Es treten deutliche Verbesserungen der Krankheitssymptome ein. Kürzlich referierte Dozent Ulf Baumhackl, Chefarzt der neurologischen Abteilung des Krankenhauses St. Pölten, bei der Tagung der internationalen Gesellschaft für Neurologie in Bad Ischl über das Ergebnis seiner Untersuchungen. Nach einem Behandlungs- und Beobachtungszeitraum von 2 Jahren schnitten die enzymbehandelten Patienten, bezogen auf die Krankheitssymptome, wesentlich besser ab, als die mit Kortison- und / oder Zytostatika behandelten Patienten. Auch Frau Professor Kretschowa, Ordinarius für Neurologie an der Universität Prag, führte eine offene klinische Studie über die Enzymbehandlung von MS-Patienten durch. Nach einer zweijährigen Behandlungszeit zeigten sich gegenüber einer kombinierten Kortison- und Azathioprintherapie bezüglich aller Symptome Vorteile der Enzymbehandlung. Eine großangelegte multizentrische Studie, an der mehrere neurologische Kliniken mitwirken, soll nun die Möglichkeiten und Grenzen der Enzymtherapie im Detail untersuchen. Diejenigen Ärzte, die bereits in größerem Umfang Erfahrung mit der Enzymtherapie besitzen, sind der Auffassung, daß die Enzymtherapie das Schicksal des MS-Patienten verbessern kann.

Es ist Bewegung in das Wissen über die Entstehung und auch die Behandelbarkeit der Multiplen Sklerose gekommen. Immunologische Vorgänge führen zu einer Reaktion, bei der das Gewebe des Nervenmantels (Markscheide, Myelinscheide) zerstört wird. Damit ist ein wichtiger Teil des bisherigen Rätsels um die Entstehung der MS gelöst. Natürlich bleiben noch viele Fragen offen. Auf der Basis der neuen Erkenntnisse wurden aber bereits neue Therapiestrategien entwickelt, die erste positive Ergebnisse bringen.

Tumorerkrankungen

Krebsbehandlung

Vor über 30 Jahren vertrat Professor Karl – Heinz Bauer, Präsident und Gründer des Deutschen Krebsforschungszentrums in Heidelberg die Auffassung, Krebs sei eine Lokalerkrankung und allein danach habe sich die Therapie zu richten. Wer behaupte, es gäbe eine körpereigene

Krebsabwehr und Krebs sei eine Allgemeinerkrankung, sei ein Scharlatan. Viele Kollegen entgegneten ihm damals: „Krebs und chronisch entzündliche Erkrankungen entstehen, wenn die Abwehrmechanismen des Körpers geschwächt sind. Eine wirksame Behandlung muß diese Störungen beheben und die Abwehrkräfte steigern". Die Kenntnisse in der Immunologie zwangen die Wissenschaft dazu, die Vorstellung, Krebs sei eine lokale Erkrankung, aufzugeben. Das bedeutet aber nicht, daß man heute generell auf Chirurgie, Chemotherapie und Strahlentherapie in der Onkologie verzichten kann.

Die beiden gegensätzlichen Positionen verdeutlichen aber das Spannungsfeld der Krebstherapie und erklären, warum es in der Onkologie heute zwei unterschiedliche Behandlungsstrategien gibt. Chirurgischen, chemotherapeutischen und radiologischen Maßnahmen, mit dem Ziel der lokalen Tumorvernichtung, stehen denjenigen Maßnahmen gegenüber, die eine Steigerung der körpereigenen Abwehr zum Ziel haben. Heute beginnt man zunehmend, beide Strategien zu einem integrativen Therapiekonzept zu verbinden. Beim Krebs ist aber alles anders, alles sehr zäh und sehr mühsam. Man muß immer wieder vor allzu übertriebenen Hoffnungen warnen. Dies gilt auch für die proteolytischen Enzyme in der Krebsbehandlung. Allerdings gibt es hier einige klare Bereiche, in denen sich die Enzymbehandlung als sehr wertvoll und wirksam erwiesen hat. Paul Ehrlich (1854 – 1915), der berühmte deutsche Arzt und Wissenschaftler, stellte schon zu Beginn des Jahrhunderts die Theorie auf, daß die Krebsentstehung vom Ausgang des Kampfes zwischen den Tumorzellen und dem Immunsystem abhängt. Für den Ausgang dieses Kampfes sind die Stärke des Immunsystems und Eigenarten der Tumorzelle entscheidend. Zu diesen Eigenarten gehört ihre Bösartigkeit, ihre Fähigkeit sich Abzusiedeln und in andere Gewebestrukturen vorzudringen sowie ihre Fähigkeit zur Tarnung gegenüber den Immunzellen. Die Erkennung von Tumorzellen ist für das Immunsystem außerordentlich schwierig. man darf nicht vergessen, daß sich Tumorzellen aus körpereigenen gesunden Zellen entwickeln. Es kann also durchaus sein, daß sich eine Tumorzelle in ihrer Antigenstruktur nur unwesentlich von einer gesunden Zelle unterscheidet – ein Problem für die Abwehr. Dennoch, nach heutigem Kenntnisstand gelingt es dem gesunden Immunsystem, die überwiegende Masse der Tumorzellen zu erkennen und zu zerstören. Als logische Konsequenz ergeben sich also zwei Ansätze für eine immunologische Krebstherapie. Man versucht, sowohl die Erkennbarkeit der Tumorzellen (deren Immunogenität) für das Immunsystem zu erhöhen, als auch die verschiedenen Ebenen des Immunsystems selbst zu stärken und zu stimulieren. Proteolytische Enzyme sind in der Lage, auf beide konkurrierende Systeme einzuwirken. Sie erhöhen die Immunoge-

Wirkungen an der Tumorzelle	Wirkungen auf das Immunsystem
Veränderung der Hüllsubstanzen und Veränderung der Zelloberfläche (Erhöhung der Immunogenität)	Abbau zirkulierender Immunkomplexe (Beseitigung der „blocking factors")
Freilegung der Tumorzellantigene (Erhöhung der Immunogenität)	Steigerung der Phagozytose (Beseitigung der „blocking factors")
	Aktivierung der Makrophagen und NK-Zellen (Direkter Angriff gegen Tumorzellen)
	Ausschüttung von Zellbotenstoffe (TNF, Interleukin)
Verringerung der Haftfähigkeit	Hemmung der für die Metastasierung wichtigen Adhäsionsmoleküle Steigerung der Fibrinauflösung

Tab. 5: Wirkungen der systemischen Enzymtherapie auf die Tumorzelle und auf das Immunsystem

nität der Tumorzelle und unterstützen gleichzeitig das Immunsystem des Patienten auf mehreren Ebenen.

Onkologische Indikationen der Systemischen Enzymtherapie sind zunächst die primäre (Verhütung des Auftretens) und die sekundäre (Verhütung des Rückfalls) Tumorprophylaxe. Enzyme können die Gesundheit von Risikopersonen erhalten und dazu beitragen, daß nach erfolgreicher Ersttherapie ein Rückfall oder eine Metastasierung ausbleibt. Die immunregulierenden und -aktivierenden Wirkungen der Enzymtherapie sind aber in allen Phasen einer Krebserkrankung nützlich. Ein schwaches Immunsystem muß auch dadurch unterstützt werden, daß vorhandene Tumormassen soweit als möglich reduziert werden. Dies kann, abhängig vom jeweiligen Tumor, durch Chirurgie, Chemotherapie oder Strahlentherapie geschehen, wobei der Onkologe das aussichtsreichste Verfahren wählen muß. Manchen Tumoren sprechen besser auf Chemotherapie an, andere sind eher gegen eine Strahlentherapie sensibel. Gleichzeitig wird man versuchen, die Nebenwirkungen der aggressiven Therapie zu reduzieren und die Abwehrkräfte zu mobilisieren. Proteolytische Enzyme werden bei der Chemo- und Strahlentherapie zur Verringerung der Nebenwirkungen mit Erfolg eingesetzt.

Mit dem Alter steigt das Risiko

Die Krebsentstehung ist ein Vorgang, bei dem viele Faktoren zusammenspielen müssen. Hierzu zählen die Veranlagung (erblich), die Lebensumstände (Ernährung, Exposition gegenüber Schadstoffen, Strahlung (z.B. UV-Strahlung)), Infektionen und die Psyche sowie auch das Alter. Man geht heute davon aus, daß im Körper täglich Krebszellen entstehen. In jungen Jahren ist die Abwehrkraft stark genug, viele entartete Zellen aufzuspüren und zu zerstören. Mit zunehmendem Alter verliert aber nicht nur das körpereigene Abwehrsystem an Leistungsfähigkeit, parallel dazu sammeln sich im Laufe der Jahre die verschiedensten Schadstoffe im Körper, vor allem im Fettgewebe, an. Man spricht davon, daß die Schadstoffe kumulieren. Die Schäden, die dadurch im Körper entstehen, kumulieren ebenfalls. Das Risiko, daß sich gesunde Zellen zu Krebszellen entwickeln, steigt. Gleichzeitig schädigen Schadstoffe und auch eine schlechte psychische Verfassung das Immunsystem. Irgendwann, und für jeden Menschen gibt es eine individuelle Grenze, ist das Maß voll. Die Kapazität der Abwehrmechanismen ist erschöpft und entstehende Krebszellen können diese Chance nutzen. Das Risiko für das Auftreten des sogenannten Alterskrebses steigt.

Zu dieser Gruppe der malignen Erkrankungen rechnet man vor allem Lungen-, Brust-, Magen-, Darm,- und Bauchspeicheldrüsenkrebs. Aber auch bösartige Tumore des männlichen sowie weiblichen Genitales, der Mundhöhle, des Rachenraumes, des Kehlkopfes, der Blase und der Haut treten mit zunehmendem Alter häufiger auf. Eine Ausnahme sind bösartige Erkrankungen der blutbildenden Organe, Leukämien und einige andere Krebserkrankungen, die häufig beim Kind beobachtet

Faktoren	Krebstodesfälle
Lebensmittel (Nahrung, Luft und Wasserverunreinigung)	10 – 75 %
Tabak	25 – 40 %
Alkohol	2 – 4 %
Fortpflanzungsverhalten	1 – 13 %
Beruf	2 – 8 %
Geophysikalische Faktoren (z.B. Sonnenlicht)	2 – 4 %
Medikamente	0,5 – 3 %
Industrie-Chemikalien	1 – 2 %
Lebensmittelzusätze	0,5 – 2 %
Infektionen	1 – ? %
Unbekannt	? %

Tab. 6: Krebsentstehungsursachen beim Menschen (nach R. Doll und R. Peto, J. Nati. Cancer Inst.)

werden. Bei bösartigen Erkrankungen, die unabhängig vom Alter auftreten, spielen neben erblichen Faktoren (genetische Prädisposition) vor allem Virusinfektionen eine wichtige Rolle. Zum Teil ist dieser Zusammenhang bereits nachgewiesen.

Fieber hält gesund

Früher erkrankten fast alle Menschen ein- bis zweimal im Jahr an einer banalen Erkältung. Die Nase lief, Husten, Fieber und Krankheitsgefühl quälten die Betroffenen für einige Tage. Die Patienten hüteten das Bett, schwitzten und fühlten sich meist schon kurze Zeit danach wieder wohl. Dieses „Kranksein" war eine der Hauptursachen dafür, daß diese Gruppe der Menschen deutlich seltener an Krebs erkrankte. Die vehement ablaufende Erkältungsepisode ist für die Elimination der „schlafenden" Krebszellen verantwortlich. Das Fieber und das Krankheitsgefühl verursachen weniger die Viren oder Bakterien, sondern die körpereigenen Abwehrstoffe. Verabreicht man schon bei Ausbruch einer leichten Erkältung Antibiotika, entzündungsunterdrückende und fiebersenkende Medikamente, wird die Erkältung „koupiert". Damit werden zwar die Symptome bekämpft, aber – leider – wird auch die Freisetzung der Stoffe verhindert, die dabei helfen, die Krebszellen im Körper zu zerstören. Diese Krebszellen überleben und können sich bei einer geschwächten Abwehrlage so lange vermehren, bis eine Krebskrankheit entsteht. Wenn ältere Menschen erzählen, daß sie schon seit drei oder fünf Jahren keine Erkältung mit Fieber und Krankheitsgefühl hatten, kann dies ein Hinweis darauf sein, daß die körpereigene Abwehr zu schwach ist. Möglicherweise ist sie nicht mehr in der Lage, angemessen gegen Bakterien, Viren und auch Krebszellen zu reagieren. Dr. Ulrich Abel vom Krebsforschungsinstitut in Heidelberg wies nach, daß Krebs häufiger bei älteren Menschen auftritt, die längere Zeit kein richtiges Fieber als Folge einer Erkältungskrankheit entwickelt hatten. Alte Menschen hingegen, die nach wie vor jedes Jahr eine Erkältung mit Fieber und Krankheitsgefühl im Bett auskurieren, erkranken seltener an Krebs.

Das Überleben der Tumorzelle

Seit bekannt ist, daß ein gesundes Immunsystem Tumorzellen zerstören kann, diskutiert man die Mechanismen, durch die sich Krebszellen ihrer Vernichtung entziehen. Eine Reihe dieser „Tricks" sind heute bekannt. Die „Tumor-Escape-Mechanismen" beruhen darauf, daß die Tumorzellen ihre Oberfläche so verändern, daß sie von der Immunabwehr nicht mehr als fremd erkannt werden und/oder Stoffe absondern, die die Immunzellen lähmen.

Tarnung mit dem Blutklebstoff

Das grenzüberschreitende (invasive, infiltrierende) Wachstum und die Metastasenbildung eines Tumors hängen mit der Blutgerinnung, oder einfacher, mit der Blutklebrigkeit zusammen. Krebskranke Menschen neigen eher zu Thrombosen, Embolien und Venenentzündungen (Phlebitiden). Man prägte schon sehr früh den Begriff der „cancer-cell-stickiness" und konnte dies auch mit sehr einfachen Versuchen demonstrieren. Im Gegensatz zu gesunden Zellen blieben Krebszellen auf einer 45° geneigten Glasplatte kleben, wenn man sie in wäßriger Lösung auftrug. Die Haftfähigkeit der Krebszellen war dabei um so größer, je stärker die Metastasierungsneigung des Tumors war.

Im Verlauf weiterer Forschungen kam bald der Verdacht auf, daß die Tumorzellen das Fibrin auch zur Tarnung nutzen. Sie verdecken damit krebszelltypische Oberflächenmerkmale, so daß sie die Immunabwehr nicht mehr erkennen kann. Der Fibrinabbau hemmt also die Metastasenbildung und enttarnt zudem die typischen Oberflächenmerkmale der Tumorzellen für die Abwehr. Mit Blutverdünnungsmitteln (Antikoagulantien) und vor allem mit proteolytischen Enzymen gelingt es, die „cancer-cell-stickiness" zu vermindern und das invasive Wachstum sowie die Metastasierung bei verschiedenen Krebserkrankungen zu hemmen.

Da man von der Existenz der Zelloberflächenmoleküle noch nichts ahnte, ging man davon aus, daß die Metastasierungsrate allein von der Konzentration an Blutklebstoff (Fibrin) im Blutserum abhängt. Heute sind spezielle Haftmoleküle auf den Zelloberflächen bekannt, die ebenfalls einen entscheidenden Einfluß auf die Metastasenbildung haben.

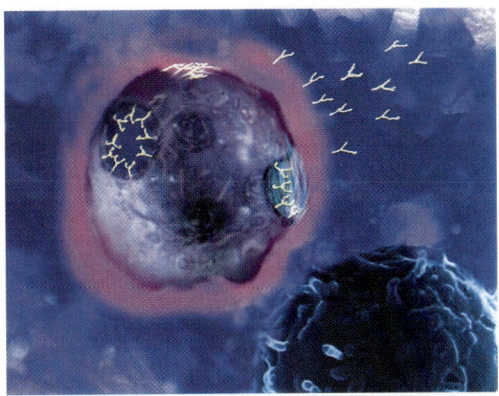

Abb. 44: Eine Tumorzelle (glatte Zelle in Bildmitte) hat verräterische Antigene (gelb). Sie nutzt vier „Escape-Mechanismen" um die Immunzelle (links unten) zu täuschen. Die Immunzelle kann nicht reagieren. 1. Sie wirft (shedding) die Antigene ab (rechts oben). 2. Sie verdeckt die Antigene mit Fibrin (rechts). 3. Sie stülpt die Zellmembran mit den Antigenen ein (links). 4. Sie lagert die Antigene zusammen und verändert dadurch ihr Aussehen (oben).

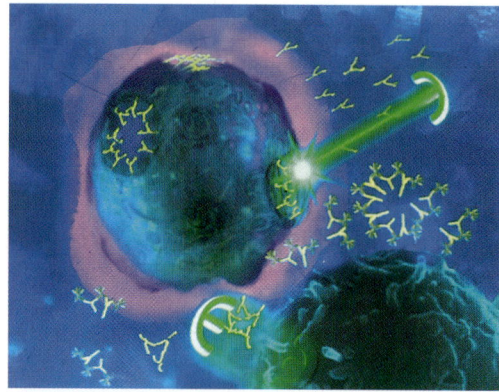

Abb. 45: Enzyme spalten die hemmenden Immunkomplexe (zwischen Immunzelle rechts unten und Tumorzelle). Enzyme legen die Antigene der Tumorzelle frei, indem sie den Fibrinmantel beseitigen. Enzyme aktivieren die Immunzelle

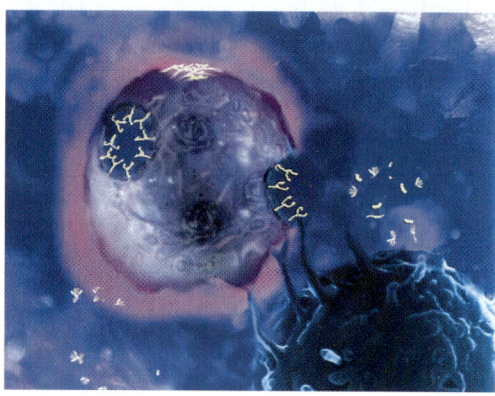

Abb. 46: Alle hemmenden Einflüsse sind beseitigt. Die Antigene der Tumorzelle sind freigelegt. Die stimulierte Immunzelle greift die Tumorzelle nun an.

Verräterische Merkmale auf der Tumorzelle werden abgeworfen (shedding)

Eine andere Strategie der Tumorzellen, die Abwehr zu täuschen, ist das „Abwerfen" verräterischer Oberflächenmoleküle. Dies sind Antigene, die mit spezifischen Antikörpern Immunkomplexe bilden, die die Abwehrzellen irreführen und zudem lähmen. Solche Tumorzellantigene werden auch dann freigesetzt, wenn Krebszellen zerstört werden.

Abwehrsteigerung mit Enzymen – Prophylaxe und Therapie

Behandlungsmethoden, die eine Steigerung der körpereigenen Abwehrleistung erreichen, verbessern damit auch die Fähigkeit, wieder mit richtigem Fieber und Krankheitsgefühl auf Erkältungen reagieren zu können.

Die wichtigen biologischen Krebsbehandlungsmethoden nutzen dieses Prinzip. Das gilt für die ganzen Präparate aus Bakterienbestandteilen sowie für Substanzen wie Mistellektine, verschiedene Pflanzenextrakte, Echinacea, Vitamin A (vgl. S. 76 ff.) etc. und die Enzyme. In der Krebsbehandlung werden verschiedene Enzyme wie Trypsin, Chymotrypsin, Bromelain, Papain, Asparaginase und die Neuramidase verwendet. Jedes einzelne dieser Enzyme hat sich bei bestimmten Krebsarten als wirksam erwiesen. Kombinationen dieser Enzyme sind in ihrer Wirksamkeit wesentlich überlegen.

Immunkomplexe lähmen die Abwehr

Immunkomplexe hemmen, wenn sie in großer Zahl auftreten und eine bestimmte Größe erreichen, die für die Tumorabwehr entscheidenden Immunzellen. Die Forscher sahen in diesen Immunkomplexen eine der Hauptursachen für die blockierte Abwehr und nannten sie daher „blocking factors". Bei vielen Krebsarten des Menschen spielen Immunkomplexe im Blut, in der Lymphe und im Tumorgewebe eine wichtige Rolle. Besonders intensiv wurde dies bei Hodgkin- und Non-Hodgkin-Lymphomen, Retikulosen, Hämoblastosen, Brust-, Lungen-, Magen- und einer Reihe von Kolon-, Pankreas- und Ovarialkarzinomen sowie Melanomen untersucht. Es gibt verschiedene technische Verfahren (Plasmapherese, Lymphopherese, Kryopräzipitation, Infusionen von Protein A) durch die man Immunkomplexe aus dem Blut entfernen kann. In den USA werden die Möglichkeiten der technischen Immunkomplexentfernung (vgl. auch MS) bereits mit Erfolg bei einigen malignen Tumoren genutzt. Für die Systemische Enzymtherapie wurde verschiedentlich nachgewiesen, daß sie Immunkomplexe spaltet und durch Steigerung der Phagozytose deren Abbau fördert.

Abwehrzellen gegen Krebs (vgl. S. 44 ff.)

Der Organismus verfügt über mehrere Abwehrsysteme, die gezielt Krebszellen und virusinfizierte Zellen angreifen und abtöten können.

Stimulation der Natürlichen-Killer-Zellen und Makrophagen

Eines dieser Abwehrsysteme wird von den Makrophagen und den natürlichen Killer-Zellen gestellt. Sie können virusinfizierte und entartete Zellen im Körper aufspüren und bohren dann regelrechte Löcher in deren Zellmembran. Beim Krebspatienten ist es den Krebszellen jedoch gelungen, diese Abwehrzellen in ihrer Aggressivität und Wirkung erheblich zu hemmen.

Proteolytische Enzyme, die verschiedene „Escape-Mechanismen" der Krebszellen ausschalten können, stimulieren zudem direkt die Makrophagen und die NK-Zellen. Die tumorzellzerstörende Eigenschaft dieser Abwehrzellen steigt dadurch bis auf das Zwölffache des Ausgangswertes. Mit Sicherheit trägt die Stimulation zu den guten Ergebnissen der Enzymbehandlung bei verschiedenen Krebsarten bei.

Zellzerstörende Lymphozyten

Für die körpereigene Abwehr gegen Krebs spielen auch die sogenannten T-Lymphozyten eine große Rolle. Diese T-Lymphozyten haben ebenfalls die Fähigkeit, Krebszellen zu erkennen und abzutöten. Ein Teil dieser Lymphozyten, die zytotoxischen, d.h. zellgiftigen Lymphozyten, greifen die Tumorzellen direkt an. Wie die Makrophagen und NK-Zellen sind sie in der Lage, in das Tumorgewebe einzuwandern, die Krebszellen aufgrund ihrer Oberflächenmoleküle zu finden und im direkten Kontakt zu zerstören.

Zellbotenstoffe als Waffe

Die beschriebenen Abwehrzellen können virusinfizierte und entartete Zellen im direkten Zell-zu-Zell-Kontakt zerstören. Es gibt daneben aber noch eine Art „Fernwaffe" gegen Tumorzellen. In erster Linie sind es die Makrophagen, die über dieses zusätzliche Werkzeug verfügen. Vor über 20 Jahren entdeckte man, daß bestimmte Immunzellen einen Stoff absondern, der selbst die Fähigkeit besitzt, Krebszellen und virusinfizierte Zellen zu zerstören. Heute ist dieser Zellbotenstoff, ein relativ kleines Molekül, unter dem Namen Tumor-Nekrose-Faktor (TNF) bekannt und hat in Wissenschaft und Forschung sehr große Bedeutung erlangt.

Richtet der Körper seine Energie auf die Ausschaltung einer Krankheitsursache, spielt der freigesetzte Tumor Nekrose Faktor (TNF) im Zusammenspiel mit anderen Zytokinen eine wichtige Rolle. Es werden Entzündungssubstanzen (Mediatoren) freigesetzt, das Fieber und das Krankheitsgefühl entwickeln sich. Besonders wichtig ist aber, daß der freigesetzte TNF auch die im Organismus vorhandenen Krebszellen zerstört. Auch solche Zellen, die von Viren befallen sind, werden bei dieser Gelegenheit eliminiert. Mit den übrigbleibenden Zelltrümmern beschäftigen sich dann die aktivierten Freßzellen. Sie nehmen sie auf und bauen sie ab.

Guter/Böser TNF

Der TNF ist leider nur bis zu einem gewissen Grad gegen Krebszellen wirksam. Vernetzen sich die TNF-Moleküle zu großen Gebilden (Polymere) oder binden sie sich an Rezeptoren, die von Tumorzellen abgeworfen („gesheddet") werden, verlieren sie ihre krebszellzerstörenden Eigenschaften. Trotzdem bleiben diese TNF-Moleküle aber ein Auslöser für das massive Krankheitsgefühl. Zu einer Störung des TNF-Haushalts, der TNF-Produktion und dessen Freisetzung, kommt es vor allem in späten Stadien einer chronischen (autoimmunbedingten) oder malignen Erkrankung, wenn das physiologische Gleichgewicht des Immunsystems kaum mehr herstellbar ist.

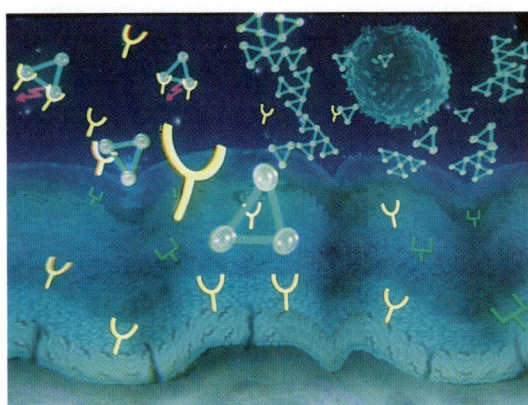

Abb. 47: Das TNF-Dreier-Molekül (Dreieck) bindet normalerweise auf der Tumorzellmembran an bestimmte Rezeptoren (gelb) und zerstört die Tumorzelle. Wurden zu viele TNF-Dreier-Moleküle (Dreiecke) gebildet, lagern sich diese zu Monstermolekülen zusammen. Damit verlieren sie ihre tumorzellzerstörende Wirkung, schwächen aber den Patienten. Die Tumorzelle wirft ihre TNF-Rezeptoren (gelb) ab. Noch aktive TNF-Dreier-Moleküle werden dadurch abgefangen. Die Immunzelle (rechts oben) wird durch die zahlreichen Molekülkomplexe gehemmt.

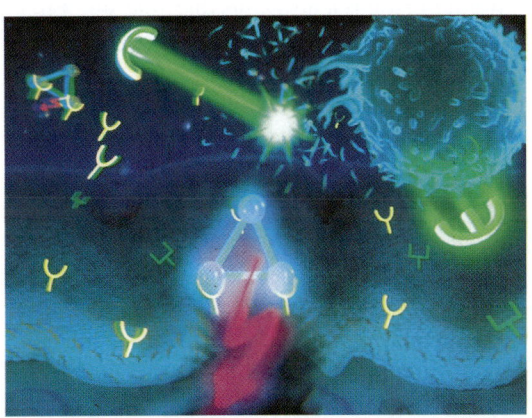

Abb. 48: Enzyme zerstören die TNF-Monstermoleküle und die TNF-Dreier-Moleküle, die an abgeworfene Rezeptoren gebunden sind. Die Hemmung der Immunzelle ist aufgehoben. Enzyme stimulieren die Immunzelle, sie greift an. Ein TNF-Dreier-Molekül bindet an TNF-Rezeptoren (gelb) auf der Zellmembran und zerstört die Tumorzelle.

Enzyme können eine Besserung der massiven allgemeinen Krankheitssymptome bewirken, unter denen schwer erkrankte Menschen so häufig
leiden. Erst seit kurzem weiß man, auf welche Weise. Die Enzyme werden
im Blut an Transportmoleküle gebunden. Das wichtigste Transportmolekül, das a2-Makroglobulin, ist zugleich auch für die Steuerung der TNF-
Wirkung mitverantwortlich. Über das Zusammenspiel mit dem a2-
Makroglobulin können proteolytische Enzyme in den gestörten Zellbo-
tenstoffwechsel regulierend eingreifen.

Zudem spalten proteolytische Enzyme die TNF-Moleküle aus ihrer hemmenden Verbindung mit „gescheddeten" Rezeptoren oder den TNF-Poly-
meren. Der TNF wird wieder in seine tumorzellzerstörende Form überführt.
Offensichtlich sind alle drei Mechanismen am positiven Einfluß der
Systemischen Enzymtherapie in der Krebsbehandlung beteiligt. Man mißt
diesen Entdeckungen weitreichende Bedeutung für die Entwicklung neuer
Behandlungsstrategien gegen Krebs zu.

Sekundäre Prophylaxe –
Vorbeugung gegen Rückfälle und Tochtertumoren

Die Enzymbehandlung verringert das Risiko des Wiederauftretens von
Krebs nach einer erfolgreichen Operation, Bestrahlung oder Chemotherapie. Ist auch ein Jahr nach der erfolgreichen Ersttherapie kein bösarti-
ges Geschehen mehr nachweisbar, kann mit den Enzymkombinationspräparaten auf eine Intervalltherapie übergegangen werden. Professor Ottokar Rokitansky, ein bekannter österreichischer Chirurg, verfügt über
große Erfahrung in der Langzeitbehandlung von Mammakarzinompati-
entinnen. Um das Rezidiv- und Metastasenrisiko entscheidend zu senken,
empfiehlt er im Anschluß an eine erfolgreiche Dauertherapie mit Enzymen eine anschließende Intervalltherapie für die nächsten drei Jahre.

Enzymatische Veränderung spezieller Anhaftmoleküle
und die Metastasenhemmung

Die meisten Krebspatienten sterben nicht an ihrem Ersttumor, sondern an
den Folgen der Tochtergeschwülste. Damit Tochtergeschwülste entstehen
können, müssen Krebszellen von der Krebsgeschwulst abgehen und über
die Blut- oder Lymphbahn in den Kreislauf gelangen. An anderer Stelle im
Körper, z.B. an einer Gefäßinnenwand, bleiben sie haften. Sie wandern
dann in das umliegende Gewebe aus, wo sie sich vermehren und eine
Tochtergeschwulst (Metastase) bilden. Daß die „Blut- und Zellklebrig-
keit" bei chronischen und bösartigen Erkrankungen erhöht ist und häufig

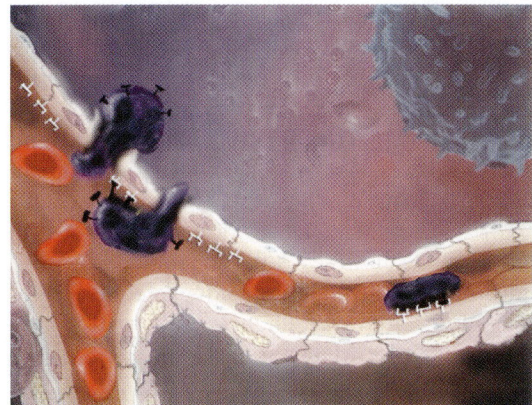

Abb. 49: Über spezielle Adhäsionsmoleküle (schwarz) wie Vitronektin oder CD 44 heftet sich die Tumorzelle an die Gefäßinnenwand. Die Endothelzelle zieht sich zurück. Die Tumorzelle kann in das dahinter liegende Gewebe einwandern und eine Metastase bilden.

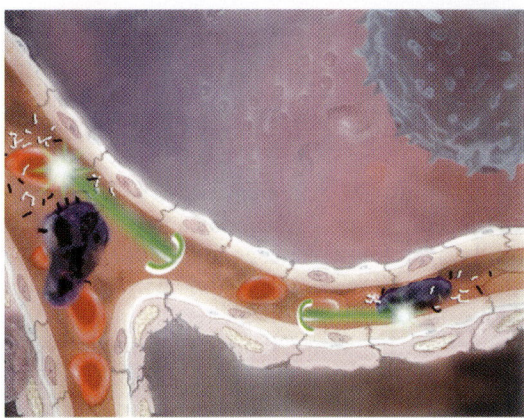

Abb. 50: Enzyme verändern die für die Metastasierung notwendigen Rezeptoren oder verhindern deren Ausbildung. Damit kann die Tumorzelle nicht an das Gefäßendothel binden. Die Tochtergeschwulstbildung wird verhindert oder zumindest gehemmt.

zu Thrombosen führt, ist seit langem bekannt. Für dieses Phänomen und das „Haftenbleiben" der Krebszelle wurde bisher im wesentlichen eine übermäßige Bildung von Blutklebstoff (Fibrin) verantwortlich gemacht.

Bei verschiedenen Tumorarten gelang kürzlich der Nachweis, daß die Krebszellen zur Metastasierung andere Hilfsmittel benötigen. Um sich an der Gefäßinnenwand (Endothel) festzuklammern, nutzen sie besondere Haftmittel, die sie auf Ihrer Zelloberfläche tragen, sogenannte Adhäsionsmoleküle. Erst wenn die Krebszelle über solche Adhäsionsmoleküle einen Kontakt zu einer Endothelzelle hergestellt hat, ist es ihr möglich, in das Gewebe einzuwandern (infiltrieren), zu wachsen und allmählich eine Tochtergeschwulst zu bilden. Für das maligne Melanom, d.h. für die Zellen des schwarzen Hautkrebses, ist das Adhäsionsmolekül Vitronektin von ausschlaggebender Bedeutung.

Frau Dr. Lucia Desser, am Institut für Tumorforschung und Tumorentstehung der Universität Wien, gelang der Nachweis, daß die Enzyme dieses Anhaften dadurch verhindern, daß sie die Ausbildung von Vitronektin auf der Zelloberfläche unterbinden. Es gelingt den Enzymen, die Tochtergeschwulstbildung zu hemmen. Entsprechende Zusammenhänge fand man auch für die Metastasierung von Brust- und Dickdarmkarzinomen. Hier wird ein anderes Zelloberflächenmolekül, der CD44-Rezeptor, für die Metastasierung verantwortlich gemacht. Dr. Rudolf Kunze in Berlin zeigte, daß proteolytische Enzyme auch dieses Adhäsionsmolekül soweit verändern können, daß die Bildung von Tochtergeschwülsten gehemmt werden kann. Diese Ergebnisse erklären die schon seit über 30 Jahren beobachtete Wirkung der Enzyme in der Metastasenprophylaxe.

Chemo- und Strahlentherapie verbessert durch Enzyme

Neben der primären und sekundären Prophylaxe ist der Einsatz der Systemischen Enzymtherapie begleitend zur Chemo- und / oder Strahlentherapie in der Krebsbehandlung von großer Bedeutung. Bei diesen adjuvanten Behandlungskonzepten haben sich Enzympräparate gut bewährt.

In klinischen Untersuchungen konnte Dr. Schedler an der HNO-Abteilung der Universitätsklinik Homburg / Saar zeigen, daß Enzymkombinationspräparate die Nebenwirkungen verschiedener Chemotherapeutika vermindern. Die Chemotherapie ist wirksamer und wird von den Patienten besser toleriert, da die unerwünschten Begleiterscheinungen viel milder ausfallen. Die international bekannte Prager Onkologin, Frau Professor Sakalova, berichtet über ähnliche Erfolge bei der Behandlung von Patienten mit einem multiplem Myelom. Wurde das Chemotherapie-Schema durch zusätzliche Enzymbehandlung ergänzt, bildete sich die Erkrankung schneller zurück und die Patienten hatten wesentlich weniger unter den Nebenwirkungen der aggressiven Zytostatika zu leiden. Die Zeit, bis die Erkrankung erneut in Erscheinung trat, konnte mit der zusätzlichen Enzymtherapie verlängert werden. Gleichzeitig waren die Laborwerte (vor allem die bei dieser bösartigen Erkrankung wichtigen Paraproteine) gegenüber der Vergleichsgruppe, die nur mit konventioneller Chemotherapie behandelt wurde, deutlich besser. Nach dem heutigen Kenntnisstand ist dieser Erfolg mit einer Lebensverlängerung gleichzusetzen.

Proteolytische Enzyme ermöglichen auch einen Schutz gegen die Nebenwirkungen einer Strahlentherapie, mit der bestimmte Krebsarten recht erfolgreich behandelt werden. An erster Stelle der unerwünschten Wirkungen steht der Strahlenkater, ein Sich-Unwohl-Fühlen mit einer relativ langanhaltenden Verminderung der körpereigenen Abwehrleistung. In einer großangelegten klinischen Untersuchung dokumentierte Professor Beaufort von der Universität Graz, daß durch die gleichzeitige Anwendung von Enzymkombinationspräparaten die Nebenwirkungen einer Strahlentherapie ganz erheblich gesenkt werden können. Die Patienten vertragen die Behandlung wesentlich besser. Diese Schutzwirkung proteolytischer Enzyme besteht auch hinsichtlich der Schleimhautentzündungen in Folge von Bestrahlungen im Mundbereich. Die radiogene Mukositis kann durch die Enzymtherapie in ihrem Ablauf deutlich positiv beeinflußt werden.

Lymphödemprophylaxe

Operationen und Bestrahlungen, die die Lymphgefäßbahnen in Mitleidenschaft ziehen, haben oft schwere Lymphstauungen und Lymphödeme der betroffenen Extremität zur Folge. Ein Beispiel hierfür ist das Armlymphödem nach Brustoperationen beim Brustkrebs. Die Systemische Enzymtherapie kann, klinische Studien belegen es, das Auftreten dieser Komplikation verhindern oder zumindest den Schweregrad deutlich mindern.

Mastopathie

Tastbare Knoten und knotige Veränderungen im Drüsengewebe der Brust sind verständlicherweise ein beunruhigender Befund. Oft sind es gerade junge Frauen, die ihren Arzt mit diesem Problem aufsuchen. Nicht selten endet der Weg bei einem Chirurgen, der den Knoten entfernt. Es gibt immer noch Ärzte, die in der Mastopathie eine Vorstufe zu einer Krebserkrankung sehen. Aber, diese oft auch schmerzhaften Veränderungen in der Brustdrüse sind gutartig. In der feingeweblichen Untersuchung unter dem Mikroskop sieht man, daß die Deckzellen in den Milchgängen (Endothelzellen) unterschiedlich stark wachsen. Die Ursache dieser Störung, die die ganze Brust in Mitleidenschaft zieht, ist – wie so oft – leider unklar.

Bisher gab es keine ausreichend zuverlässig wirksame Therapie, die Medizin konnte den betroffenen Frauen nur wenig helfen. Dr. Wolfgang Scheef, von der Robert-Janker-Klinik in Bonn, wußte aus früheren Tieruntersuchungen, daß proteolytische Enzyme und Vitamin E zur Rückbildung gutartiger Bindegewebstumoren (Fibrome) und sogar von Brustkrebs führen können. Es lag daher nahe, versuchsweise Enzyme und

Vitamin E bei der Mastopathie einzusetzen. Der Erfolg war erstaunlich, schon nach sechs Wochen hatten 85 % der behandelten Patientinnen keine Beschwerden mehr. Bei vielen kam es zu einer vollständigen Rückbildung der knotigen Veränderungen. Vor kurzem hat Professor Dittmar, vom Lehrkrankenhaus Starnberg, eine große Untersuchung abgeschlossen, an der insgesamt 96 Patientinnen aus mehreren Kliniken teilgenommen hatten. Durch die Systemische Enzymtherapie besserten sich sowohl die Schmerzen und das Spannungsgefühl als auch die Schwellung der Brust wesentlich. Den Therapieerfolg dokumentierten die Ärzte mit Hilfe objektiver Ultraschalluntersuchungen. Sie belegten, daß sich die knotigen und zystischen Veränderungen des Brutdrüsengewebes zurückgebildet hatten. Die zusätzliche Einnahme von Vitamin E (500 Internationale Einheiten, I.E. – 1000 I.E.) und Vitamin A (10 000 I.E.) verbesserte die Ergebnisse der systemischen Enzymtherapie.

Die „fibrozystische Mastopathie" ist keine seltene Erkrankung, etwa die Hälfte aller Frauen leidet darunter. Selbstverständlich darf man die Vorsorgeuntersuchungen nicht vernachlässigen. Dennoch, der risikolose Therapieversuch mit proteolytischen Enzymkombinationspräparaten und Vitamin E lohnt sich. In aller Regel ist die Erkrankung damit innerhalb von wenigen Wochen erfolgreich zu behandeln. Selbst über Jahre bestehende Veränderungen sind nach sechs Wochen oft positiv zu beeinflussen.

Zusammenfassung

Als es noch kaum Möglichkeiten gab, die Lebensvorgänge genauer zu untersuchen, betrachteten die Heilkundigen den menschlichen Körper als eine funktionelle Einheit. Entsprechend richteten sie ihre therapeutischen Anstrengungen aus. Besondere Bedeutung maß man der Ausleitung zu, dem allgemeinen Entgiften des Körpers von Schlacken und Schadstoffen, deren Anreicherung für viele Erkrankungen verantwortlich gemacht wurde.

Die Fortschritte in der Medizin rückten das organbezogene Denken immer stärker in den Vordergrund, und der Blick für die Gesamtheit, für die sich gegenseitig beeinflussenden und voneinander abhängenden Organfunktionen, ging vielfach verloren. Der menschliche Körper ist aber eine funktionelle Einheit. Jede Erkrankung, auch wenn sie zunächst nur ein Organ betrifft, zieht letztendlich mehr oder minder stark den gesamten Organismus in Mitleidenschaft. Dies kann einmal direkt durch das Fehlen eines Stoffwechselproduktes (Organausfall) oder auch indirekt über Regelkreise (Nervenreize, Psyche und Stoffwechsel) geschehen. Die Entdeckung, daß die Zellen des Immunsystems und des Nervensystems über Zellbotenstoffe und Rezeptoren direkt miteinander sprechen, hat dazu geführt, daß sich eine neue Wissenschaft, die Psychoneuroimmunologie, zu etablieren beginnt.

Die Wissenschaft steht erst am Anfang der Entdeckung des Immunsystems, dennoch besteht heute kein Zweifel mehr an der Bedeutung des Immunsystems für die Erhaltung der Gesundheit. Das Immunsystem des Organismus verfügt über Ressourcen, um sich den ständig wechselnden Umweltbedingungen anzupassen. Diese Ressourcen sind allerdings nicht unerschöpflich. Der moderne Mensch ist neben den ständig wachsenden Umweltbelastungen auch zunehmend psychischen Spannungsfeldern ausgesetzt, deren Tragweite für die Gesundheit erst langsam erkannt wird. Bei der Entwicklung chronischer und maligner Erkrankungen kommt diesen Zusammenhängen besondere Bedeutung zu und findet immer mehr Berücksichtigung bei therapeutischen Überlegungen. Heute sind an vielen Krankenhäusern und Hochschulinstituten der ganzen Welt intensive Anstrengungen im Gange, Strategien zu entwickeln, mit deren Hilfe das Immunsystem in die Therapie miteinbezogen werden kann. Nicht die Immunaktivierung allein, sondern mehr die Regulation steht dabei im Vordergrund der Bemühungen.

Proteolytischen Enzymkombinationen kommt in diesen integrativen Therapiekonzepten eine wichtige Rolle zu. Ihre Wirkung ist bei den unterschiedlichsten Indikationen klinisch belegt. Neue immunologische Erkenntnisse helfen uns, die möglichen Mechanismen ihrer Wirkung zu verstehen. Bei akuten Gesundheitsstörungen wie Infekten und Verletzungen ist der Einsatz proteolytischer Enzymkombinationspräparate in zweifacher Hinsicht wichtig. Einerseits wird das Immunsystem unterstützt, und andererseits werden überschießende Reaktionen vermindert, so wird einer möglichen Chronifizierung eines Schadens entgegengewirkt. Proteolytische Enzyme unterstützen die Abwehr auf verschiedenen Ebenen, sie erhöhen quasi die natürlichen Ressourcen des Immunsystems und wirken dadurch im Sinne des immunologischen Gleichgewichtes regulierend. Auch die Chancen, eine chronische Erkrankung oder ein Krebsleiden erfolgreich zu behandeln, verbessern sich dadurch erheblich. Speziell bei der Krebsbehandlung entfalten Enzyme zudem Effekte, die direkt gegen die Tumorzelle selbst gerichtet sind. Proteolytische Enzymkombinationen bewähren sich in allen Phasen chronischer sowie maligner Erkrankungen sowohl in Kombination mit anderen Maßnahmen als auch als Monotherapie.

Enzyme sind nicht die einzigen immunaktiven Substanzen (Thymuspeptide, Mistellektine, Interferon, Interleukin, Vitamin A usw.), die zu den „biological response modifiers" (BRMs) zählen. Die Vielfalt des Lebens stellt die Humanmedizin allerdings vor ein Problem: Die Therapiestrategie, die bei einem Patienten das Rheuma oder den Tumor erfolgreich bekämpft, kann bei einem anderen Patienten scheitern. Zu wenig ist über die immunologischen Abwehrmechanismen und deren Kontrollfunktionen bekannt. Es ist denkbar, daß das Immunsystem die Tumorzellen bewußt nicht angreift, da sie anderen, gesunden Organzellen zu ähnlich sind, und eine selektive Tumorvernichtung somit nicht gewährleistet werden kann. Das Immunsystem wählt das vorerst kleinere Übel: Es toleriert den wachsenden Tumor und riskiert nicht die sofortige Zerstörung eines lebenswichtigen Organes. Im Sinn der Evolution ist dieser Zeitgewinn ausreichend, um noch das Ziel, eine Fortpflanzung, zu ermöglichen.

Die sinnvolle, flexible Kombination verschiedener BRMs mit etablierten, organbezogenen Behandlungen eröffnet einen hoffnungsvollen integrativen Therapieweg. Diese integrative Therapie steht erst am Anfang ihrer Entwicklung.

Literatur

Einführung – Grundlagen

Adams D. O. et al.: Phagocytic cells: Cytotoxic activities of macrophages. In: Gallin J. I., I. M. Goldstein, R. Snyderman (eds.:) Inflammation – basic principles and clinical correlates, Raven Press New York, 1988

Auterhoff H., J. Knabe: Lehrbuch der pharmazeutischen Chemie. 11. Aufl., Wissensch. Verlagsges. m. b. H. Stuttgart, 1983

Barrett A. J., P. M. Starkey: The Interaction of a2-M with proteinases. Biochem. J. 133 (1973), 709

Buddecke E.: Grundriß der Biochemie. 7. Aufl., Walter de Gruyter, Berlin, 1985

Dressler D., H. Potter: Katalysatoren des Lebens – Struktur und Wirkung von Enzymen. Sepktrum Akademischer Verlag Heidelberg-Berlin-New York, 1990

Dunkel R.: Therapieversuche mit proteolytischen Enzymen bei Kamelpocken. Tierärztliche Umschau 11 (1973), 580

Goldberg D. M.: Enzymes as agents for the treatment of disease. Clinica Chemica Acta 206 (1992), 45 – 76

Hellström I., K. E. Hellström: Colony inhibition studies on blocking and non-blocking serum effects on cellular immunity to Moloney sarcomas. Int. Journ. Cancer 5 (1970), 195

Heumann D.; T. L. Vischer: Immunomodulation by a2-macroglobulin and a2-macroglobulin-proteinase complexes: the effect of the human T-lymphocyte response. Eur. J. Immunol. 18 (1988), 755 – 760

Keyser J. W.: Human plasma proteins — their investigation in pathological conditions. 2. Aufl., John Wiley & Sons, Chicester, 1987

Kunze R.; K. Ransberger, P. Streichhan, F. Gebauer: Humoral Immunomodulatory Capacity of Proteases in Immuncomplex Decomposition and Formation. First International Symposium on Combination Therapies Washington D.C., 1991

Kunze R.: Die Moleküle der Immunglobulin-Superfamilie – ein zentraler Angriffspunkt der Enzymtherapie. In: Zilch M. J.: Immunologie im Spannungsfeld individueller Disposition und Exposition. Beiträge vom XII. Kumpfmühler Symposium 1991

LaMarre J., G. K. Wollenberg, S. L. Gonias, M. A. Hayes: Cytokine Binding and Clearance Properties of Proteinase-Activated a2-Makroglobulin. Laboratory Investigation 65 (1991), 3

Menzel J., S. Runge: Enzyme als Immunmodulatoren. Allgemeinmedizin 19 (1990), 140

Meuer S. C.: Adhäsionsmoleküle: Regulatoren der lokalen Immunantwort. Die gelben Hefte 4 (1991), 148

Ohlsson K., C. B. Laurell: The disappearance of enzymeinhibitor complexes from the circulation of man.Clin. Sci., Mol. Med. 51 (1976), 87

Peter H. H. (ed.:) Klinische Immunologie. Urban & Schwarzenberg, München, 1991

Petersen C. M., A. Nykjaer et al.: Bioactive human recombinant tumor necrosis factor an unstable dimer. Eur. J. Immunol. 19 (1989), 1887 – 1894

Porteu F., C. Nathan: Shedding of tumor necrosis factor receptors by activated human neutrophils. J. Exp. Med. 172 (1990), 599 – 607

Price N. C.; L. Stevens: Fundamentals of Enzymology. Second Edition, Oxford University Press, 1989

Purcell; Barnhardt: Cathepsin D enhances the proteolysis of prothrombin to thrombin and thus plays an important role in blood clotting. Biochem. Biophys. Acta 78 (1963), 800

Putman F. W. (ed.:) The plasma proteins. 1 – 5, 2. Aufl., Academic Press, Orlando, 1975–1987

Ransberger K., G. Stauder, P. Streichhan: Enzymkombinationspräparate — Wobenzym® N, Mulsal® N und Phlogenzym® — wissenschaftliche Monographie zur Präklinik. Forum Medizin, Gräfelfing, 1991

Riede N. U., H. E. Schaefer, H. Wehner: Allgemeine und spezielle Pathologie. Thieme Verlag, Stuttgart, 1989

Scheef W.: Enzymtherapie. Text book of natural medicine procedures. Bd. II, S. 95 – 103 (Hrgs. K.-Ch. Schimmer), Hippokrates-Verlag 1987

Schleicher P.: Immunkomplexe und Autoaggression. Natur- und Ganzheitsmedizin 1 (1988), 103

Seifert J. et al.: Quantitative Untersuchung zur Resorption von Trypsin, Chymotrypsin, Amylase, Papain, Pankreatin aus dem Magen-Darm-Trakt nach oraler Applikation. Allgemeinmedizin 19 (1990), 132 – 137

Seifert J.: Enterale Resorption großmolekularer Proteine bei Tieren und Menschen. Zschr. Ernähr. Wiss., Darmstadt (1976)

Seifert J.: Resorption großmolekularer Proteine und deren Wirkung auf das Immunsystem. Allergologie 6 (1983), 141 – 148

Seifert J.: Resorption von Makromolekülen aus dem Magen-Darm-Trakt. Handb. Inn. Med. III 1983, 394 – 418

Sottrup-Jensen L.: a2-macroglobulin and related thiol ester plasma protein. In: Putman F. W. (ed.): The Plasmaproteins. 1 – 5, 2. Aufl., 5 (1987), 191

Sprang S. R.: The divergent receptors for TNF. TIBS 15 (1990)

Steffen C., J. Menzel, J. Smolen: Untersuchungen über intestinale Resorption mit ³H-markiertem Enzymgemisch (Wobenzym®). Acta Medica Austriaca 6 (1979), 13

Steffen C., J. Menzel: Enzymabbau von Immunkomplexen. Z. f. Rheumatol. 42 (1983), 249

Steffen C., J. Menzel: Grundlagenuntersuchung zur Enzymtherapie bei Immunkomplexen. Wiener klin. Wschr. 97 (1985), 376

Steffen C., J. Menzel: In-vivo-Abbau von Immunkomplexen in der Niere durch oral applizierte Enzyme. Wiener klin. Wschr. 99 (1987), 525

Streichhan P., W. Pollinger: Resorption von oral verabreichten Enzymen. In: Medizinische Enzymforschungsgesellschaft e. V. (ed.:) Systemische Enzymtherapie, 4. Arbeitstagung Wien, 1988

Wolf M.; K. Ransberger: Enzymtherapie. Maudrich-Verlag, Wien 1970

Yamada K. M.: Fibroectins – adhesive glycoproteins. Nature 275 (1987), 179 – 184

Zech R., G. Domagk: Enzyme – Biochemie, Pathobiochemie, Klinik, Therapie. VCH Verlagsgesellschaft mbH, Weinheim, 1986

Zöllner N. (ed.): Innere Medizin. Springer Verlag, Heidelberg, 1991

Entzündung

Barsom S., K. Sasse-Rollenhagen, A. Bettermann: Erfolgreiche Prostatitisbehandlung mit hydrolytischen Enzymen. Erfahrungsheilkunde 31 (1982), 2

Barsom S., K. Sasse-Rollenhagen, A. Bettermann: Zur Behandlung von Zystitiden und Zystopyelitiden mit hydrolytischen Enzymen. Acta Medica Empirica 32 (1983), 125

Dittmar F.-W.: Enzymtherapie in der Gynäkologie. Allgemeinmedizin 19 (1990), 158

Ekerot L., K. Ohlsson, L. Necking: Elimination of Protease-Inhibitor Complexes From the Arthritic Joint. Int. J. Tiss. Reac. VII (1985), 391

Emele J. F., J. Shanaman, M. M. Winbury: The Analgetic-Anti-Inflammatory Activity of Papain. Arch. int. Pharmaco-dyn. 159 (1966), 126

Felix W.: Zur peroralen Wirksamkeit von Venenpharmaka. Therapiewoche 11 (1986), 1083

Fomsgaard A., M. Svenson, K. Bendtzen: Autoantibodies to tumor necrosis factor in healthy humans and patiens with inflammatory diseases and gram-negative bacterial infections. Scand. J. Immunol. 30 (1989), 219 – 223

Helpap B.: Leitfaden der allgemeinen Entzündungslehre. Springer Berlin-Heidelberg-New York, 1987

Hodgson H. J. F. et al.: Immune complexes in ulcerative colitis and Crohn's disease. Clin. Exp. Immunol. 29: 187 – 196 (1977)

Inderst R.: Colitis ulcerosa und Morbus Crohn. Systemische Enzymtherapie am 31.10.90, Medizinische Woche Baden-Baden 1990. Naturund Ganzheitsmedizin, Supplement (1991), 28

Inderst R.: Enzymtherapie — Grundlagen und Anwendungsmöglichkeiten. Natur- und Ganzheitsmedizin 3 (1991)

Inderst R.: Systemische Enzymtherapie. Apoth. Journal (1992), 52

Isaaksson J. I., I. Ihse: Pain reduction by oral pancreatic enzyme preparation in chronic pancreatitis. Digest. Dis. Sci. 28 (1983), 97 – 102

Jutila M. A. et al.: Low dose chymotrypsin treatment inhibits neutrophil migration into sites of inflammation in vivo. Effects on adhesion protein expression and function. Cellular Immunology 132 (1991), 201 – 214

Kameke E. V.: Die Entzündung und ihre Kausaltherapie mit hydrolytischen Enzymen und Rutin. Forum d. prakt. Arztes 9 (1981)

Krc I. et al.: Crohn's disease, serum immunodepressive factors and circulating immune complexes. Boll Sieroter Milian 59 (1980), 619 – 624

Nagayama H., T. Sugiyama, T. Tada, Y. Okada: Clinical Application of Plant Protease (Kimotab) in Surgical Field. Arch. Jap. Chic. 35 (1966), 395

Nakahara M., T. Kawamura, I. Sumitaka: Intestinal Plasminogen Proactivator and Activator after oral Administration of Proteolytic Enzymes. Arzneimittelforschung 17 (1967)

Nakazawa M. et al.: Proteolytic enzyme treatment reduces glomerular immune deposits and proteinuria in passive Heymann nephritis. J. Exp. Med. 164 (1987), 1973 – 1987

Netti C., G. L. Bandi, A. Pecile: Anti-Inflammatory Action of Proteolytic Enzymes of Animal Vegetable or Bacterial Origin Administered Orally Compared with that of Known Antiphlogistic Compounds. Il Farmaco Ed. Pr. 27 (1972), 453

Rayn R. E.: A Double-blind Clinical Evaluation of Bromelains in the Treatment of Acute Sinusitis. Headache 7 (1967), 13

Rugendorff E. W., A. Burghele, H.-J. Schneider: Behandlung der chronischen abakteriellen Prostatitis mit hydrolytischen Enzymen. Der Kassenarzt 14 (1986), 43

Uhlig G.: Antiphlogistische Wirksamkeit verschiedener Pharmaka. Zeitschr. f. Allgmeinmedizin 57 (1981), 44

Carillo A. R.: Klinische Untersuchung eines enzymatischen Entzündungshemmers in der Unfallchirurgie. Ärztl. Praxis 24 (1972), 2307

McCue F. C., T. M. Webster, J. Gieck: Clinical effects of proteolytic enzymes after reconstructive hand surgery. Intern. Surgery 57 (1972), 479 – 482

Vinzenz K.: Ödembehandlung bei zahnchirurgischen Eingriffen mit hydrolytischen Enzymen. Die Quintessenz 7 (1991), 1053

Werk W.: Ein Polyenzympräparat zur Beschleunigung der Narbenbildung. Proktologie 3 (1979)

Baumüller M.: Der Einsatz von hydrolytischen Enzymen bei stumpfen Weichteilverletzungen und Sprunggelenksdistorsionen. Allgemeinmedizin 19 (1990), 178

Baumüller M.: XXIV FMS World Congress of Sport Medicine — Symposium on Enzyme Therapy in Sports Injuries May 29, 1990, Elsevier Science Publishers Amsterdam, (1990), 9

Blonstein J. L.: Oral Enzyme Tablets in the Treatment of Boxing Injuries. The Practitioner 198 (1967), 547

Kleine M.-W., H. Hörterer, R. Dieter, H. Pabst: Therapie der lateralen Sprunggelenksdistorsion mit hydrolytischen Enzymen. Dtsch. Zeitschr. f. Sportmedizin 41 (1990), 435

Kleine M.-W., H. Pabst: Die Wirkung einer oralen Enzymtherapie auf experimentell erzeugte Hämatome. Forum der prakt. und Allgemeinarztes 27 (1988), 42

Kleine M.-W.: Systemische Enzymtherapie in der Sportmedizin. Dtsch. Zeitschr. f. Sportmedizin 41 (1990), 126

Müller-Hepburn W.: Anwendung von Enzymen in der Sportmedizin. Forum d. Prakt. Arztes 18 (1970)

Rahn H.-D., M. Kilic: Die Wirksamkeit hydrolytischer Enzyme in der Traumatologie. Ergebnise nach 2 prospektiven randomisierten Doppelblindstudien. Allgemeinarzt 19 (1990), 178

Rahn H.-D.: XXIV FMS World Congress of Sport Medicine — Symposium on Enzyme Therapy in Sports Injuries May 29, 1990, Elsevier Science Publishers Amsterdam (1990), 5

Wörschhauser S.: Konservative Therapie der Sportverletzungen. Enzympräparate für Therapie und Prophylaxe. Allgemeinmedizin 19 (1990), 173

Zuschlag J. M.: Prophylaxe der Weichteilverletzungen bei Kontaktsportarten – Enzympräparate zur Reduzierung von Ausfallzeiten bei Verletzungen. Der Allgemeinarzt 16 (1991), 1285 – 1287

Gefäße

Ernst E., A. Matrai: Orale Therapie mit proteolytischen Enzymen modifiziert die Blutrheologie. Klin. Wschr. 65 (1987), 994

Ernst E.: Hämorheologie für den Praktiker. W. Zuckerschwerdt Verlag, München, 1986

Guggenbichler J. P.: Einfluß hydrolytischer Enzyme auf die Thrombenbildung und Thrombolyse. Med. Welt 39 (1988), 277

Hall D. A., A. R. Zajac, R. Cox, J. Spanswick: The Effect of Enzyme Therapy on Plasma Lipid Levels in the Elderly. Artherosklerosis 43 (1982), 209

Inderst R.: Enzymtherapie bei Gefäßerkrankungen. Allgemeinmedizin 19 (1990), 154

Klüken N.: Venöse Krankheiten in Klinik und Praxis. Systemische Enzymtherapie am 31.10.90, Medizinische Woche Baden-Baden 1990, Natur- und Ganzheitsmedizin, Supplement (1991), 8

Maehder K.: Enzymtherapie venöser Gefäßerkrankungen. Die Arztpraxis 2 (1972)

Mahr H.: Zur Enzymtherapie entzündlicher Venenerkrankungen der tiefen Beinvenenthrombose und des postthrombotischen Syndroms. Erfahrungsheilkunde (1983), 117

Mörl H.: Behandlung des postthrombotischen Syndroms mit einem Enzymgemisch. Therapiewoche 36 (1986), 2443

Mörl H.: Therapie und Prophylaxe des postthrombotischen Syndroms mit Wobenzym®. In: Medizinische Enzym-Forschungsgesellschaft e. V. (ed.:) Systemische Enzymtherapie, 17. Arbeitstagung Wien, 1991

Scheef W., M. Pischnamazadeh: Proteolytische Enzyme als einfache und sichere Methode zur Verhütung des Lymphödems nach Ablatio mammae. Med. Welt 35 (1984), 1032

Streichhan P., R.: Inderst: Konventionelle und enzymtherapeutische Maßnahmen bei der Behandlung brustkrebsbedingter Armlymphödeme. Der prakt. Arzt, (1991)

Valls-Serra J.: Proteolytische Enzyme in der Behandlung von Thrombophlebitis. Medizina Clinica, (1967)

Weigelt O.: Die Bestimmung der proteolytischen und fibrinolytischen Aktivität auf Blut- und Hämoglobin-Agarplatten. Arzneim.-Forschg. 22 (1972), 116

Virus

Ahumada R., P. Streichhan, G. Stauder: Ätiopathologie und Therapie des Zosters. Natur- und Ganzheitsmedizin (1991)

Aschner M. S.; H. W. Sheppard: AIDS as immune system activation: a model for pathogenesis. Clin. Exp. Immunol. 73 (1988), 165 – 167

Bartsch W.: Zur Therapie des Zosters mit proteolytischen Enzymen. Der Informierte Arzt 2 (1974), 424 – 429

Bender B. S. et al.: Role of the mononuclear phagocyte system in the immunopathogenesis of human immunodeficiency virus infection and the acquired immunodeficiency syndrome. Rev. Infect. Dis. 10: 1142 – 1154

Calabrese L., T. Danao, E. Camara, W. Wilke: Chronic Fatigue Syndrome. American Family Physician 45 (1992), 1205 – 1213

Croen K. D., S. E. Straus: Varicella-Zoster Virus Latency. Annu. Rev. Microbiol. 45 (1991), 265 – 282

Eggers H. J.: Die Viren der Herpesgruppe. Fortschr. Med. 107 (1989), 525

Ewig S., H. J. Dengler: Das „Chronische Müdigkeitssyndrom" („Chronic Fatigue Syndrome"). Klin. Wochenschr. 68 (1990), 789 – 796

Fauci A. S.: The human immunodeficiency virus: Infectitity and mechanism of pathogenesis. Science 239 (1988), 617 – 622

Ito M., T. Nakano, T. Kamiya et al.: Effects of tumor necrosis factor alpha on replication of varicella-zoster virus. Artiviral Research 15 (1991), 183 – 192

Kleine M.-W.: Herpes zoster – Krankheitsbild – Diagnose – Therapie. Allgemeinmedizin 4 (1990).

Kleine M.-W.: Therapie des Herpes zoster mit proteolytischen Enzymen. Therapiewoche 37 (1987), 1108 – 1112

König W.: Enzymtherapie bei Virusinfekten und Karzinomen. Erfahrungsheilkunde 38 (1989), 455 – 459

Krupp L. B., W. B. Mendelson, R. Friedman: An Overview of Chronic Fatigue Syndrome. J. Clin. Psychiatry 52 (1991), 403 – 410

Kütemeyer M.: Das Chronic-fatigue-Syndrom – Ein neues Krankheitsbild?. Der Nervenarzt 62 (1991), 64 – 66

Linde A. et al.: Serum Levels of Lymphokines and Soluble Cellular Receptors in Primary Epstein-Barr Virus Infection and in Patients with Chronic Fatigue Syndrome. The Journal of Infectious Diseases 165 (1992), 994 – 1000

Nielsen H., P. Olholm, U. Feldt-Rasmussen et al.: Circulating Immune Complexes and Complement-fixing Antibodies in Patients with Varicella-Zoster Infection. Scand. J. Infect. Dis. 12 (1980), 21 – 26

Schneweis K. E.: Über die latente persistierende Infektion durch Herpes simplex- und Varizella-Zoster Virus. Der Internist 26 (1985), 68 – 72

AIDS

Carini C. et al.: Complement activation is associated with the presence of specific HIV-anti HIV immune complexes in patients with ARC of LAS. Second J. Immunol. 30 (1989), 347 – 353

Daugharty H. et al.: Immunoglobulin bound to platelets as immune complexes or specific antibody in specimens from AIDS and immune thrombocytopenic purpura. Diagn. Immunol. 3 (1985), 205 – 214

DeVita V. T. J. et al.: Developmental therapeutics and the acquired immunodeficiency syndrom. Ann. Intern. Med. 106 (4) (1987), 568 – 581

Inderst R., K. Ransberger, G. Brand: Fortschritte in der Therapie der erworbenen Immunschwäche durch naturheilkundliche Methoden. Naturheilpraxis 41 (1988), 1050

Jäger H., M. Popescu, W. Samtleben, G. Stauder: Hydrolytic Enzymes as Biological Response Modifieres (BRM) in HIV-Infection. In: San Marino Confereces – Highlights in Medical Virology, Immunology and Oncology, Volume 1, San Marino, 1988, 44. Pergamon Press, Oxford, New York, Beijing, Frankfurt, Sao Paulo, Sydney, Tokio, Toronto

Jäger H.: Hydrolytische Enzyme in der Therapie der HIV-Erkrankung. Zeitschr. Allgemeinmedizin 19 (1990), 160

Kiprov D. D. et al.: The role of apharesis procedures as an immunoregulatory therapy in patients with AIDS related conditions. J. Cell Biochem. [Suppl.] 8 (1984), 22

Leskovar P.: AIDS: Neuartige Therapiekonzepte. Dtsch. Zeitschr. Onkol (1990), 2

Leskovar P.: Neuartige Therapiekonzepte bei Tumoren und AIDS. Selecta 24 (1988), 1750 – 1751

McDoucal J. S. et al.: Immune complexes in the acquired immunodeficiency syndrome (AIDS). J. Clin. Immunol. 5 (1985), 130 – 138

McHugh T. M. et al.: Relation of circulating levels of HIV antigen, antibody to p24, and HIV-containing immune complexes in HIV-infected patients. J. Infect. Dis. 158 (1988), 1088 – 1091

Ransberger K.: Naturheilkundliche Therapie von AIDS mit Enzympräparaten. Forum des prakt. und Allgemeinarztes (1988)

Rosenberg Z. F.; A. S. Fauci: Immunopathogenic mechanisms of HIV-infection. Clin. Immunol. Immunopathol. 50 (1989), 149 – 156

Roy S.; M. A. Wainberg: Role of mononuclear phagocyte system in the development of acquired immunodeficiency syndrome (AIDS). J. Leuko. Biol. 43 (1988), 91 – 97

Stauder G. et al.: The use of hydrolytic enzymes as adjuvant therapy in AIDS/ARC/LAS patients. Biomed. Pharmacother. 42 (1988), 31 – 34

Wigzell H.: Immunopathogenesis of HIV-infection. J. Aids 1 (1988), 559 – 565

Rheuma

Goebel K. M.: Enzymtherapie bei Spondylitis ankylosans. In: Medizinische Enzym-Forschungsgesellschaft e. V. (ed.:) Systemische Enzymtherapie, 17. Arbeitstagung Wien, 1991

Hörger I., V. Moro, W. van Schaik: Zirkulierende Immunkomplexe bei Polyarthritis-Patienten. Natur- und Ganzheitsmedizin (1988), 117

Hörger I.: Enzymtherapie bei einem Rheumakollektiv. Therapiewoche 33 (1983), 3948

Klein G., H. Schwann, W. Kullich: Enzymtherapie bei chronischer Polyarthritis. Natur- und Ganzheitsmedizin 1 (1988), 112

Klein G.; G. Pollmann; W. Kullich: Clinical experience with enzyme therapy in patients with rheumatoid arthritis in comparison with gold. Allgemeinmedizin 19 (4) (1990), 144 – 147

Miehlke K.: Enzymtherapie bei chronischer Polyarthritis. Der Kassenarzt (1989), 46

Miehlke K.: Enzymtherapie bei rheumatoider Arthritis. Natur- und Ganzheitsmedizin 1 (1988), 108

Panijel M.: Entzündlich-rheumatische Erkrankungen. Zeitschr. f. Allgemeinmedizin 61 (1985), 1305

Reinbold H.: Die biologische Alternative in der Therapie entzündlicher rheumatischer Erkrankungen. Zeitschr. f. Allgemeinmedizin 34 (1981)

Reinbold H.: Die Therapie des Morbus Bechterew mit Enzymen. Erfahrungsheilkunde 10 (1980)

Reinbold H.; K. Maehder: Die biologische Alternative in der Therapie entzündlicher rheumatischer Erkrankungen. Zeitschr. f. Allgemeinmedizin 57 (1981), 2397 – 2402

Steffen C. et al.: Die Antigen-induzierte experimentelle Arthritis als Prüfverfahren für Entzündungshemmung durch oral applizierte Substanzen. Z. Rheumatol. 38 (1979), 264

Steffen C. et al.: Enzymtherapie im Vergleich mit Immunkomplex-Bestimmungen bei chronischer Polyarthritis. Ztschr. f. Rheumatologie 44 (1985).

Steffen C., J. Smolen, K. Miehlke, J. Hörger, J. Menzel: Enzymtherapie im Vergleich mit Immunkomplexbestimmungen bei chronischer Polyarthritis. Zeitschr. f. Rheumatologie 44 (1985), 51

Steffen C., J. Zeitlhofer, J. Menzel, J. Smolen: Die antigen-induzierte experimentelle Arthritis als Prüfverfahren für Entzündungshemmung durch oral applizierte Substanzen. Zeitschr. f. Rheumatologie 38 (1979), 264

Tilz G. P., H. Becker: Antigen antibody complexes – physiology and pathology. Allgemeinmedizin 19 (4) (1990), 138 – 139

Uffelmann K., W. Vogler, C. Fruth: Der Einsatz hydrolytischer Enzyme beim extraartikulären Rheumatismus. Allgemeinmedizin 19 (1990), 151

Vogler W.: Enzymtherapie bei degenerativem Rheuma. Erfahrungsheilkunde 38 (1988), 509

Werk W., I. Hörger: The Immune Profile of Rheumatoid Arthritis (R. A.) Patients before and after Enzyme Therapy (Including a Discussion of the Mechanism of Effectiveness). LAB. J. Res. Lab. Med. VII (1980), 273

Autoimmunkrankheiten

Baumhackl U.: Behinderung von Patienten mit Multipler Sklerose nimmt ab. In: Medizinische Enzym-Forschungsgesellschaft e. V. (ed.:) Systemische Enzymtherapie, 17. Arbeitstagung Wien, 1991

Baumhackl U., S. Fordermair: Enzyme therapy in multiple sclerosis. A preliminary report on a multicenter study. Allgemeinmedizin 19 (4) (1990), 169 – 172

Cho K. H., K. W. Lee, C. W. Kim: A Therapeutic Trial of WOBE-MUGOS®. The Korean Journal of Dermatology 19 (1981), 5

Cox I. M., M. J. Campbell, D. Dowson: Red blood cell magnesium and chronic Fatigue syndrome. Lancet 337 (1991), 757 – 760

Dasgupta M. K. et al.: Circulating immune complexes in multiple sclerosis: relation with disease activity. Neurology 32 (1982), 1000 – 1004

Fiasse R. et al.: Circulating immune complexes and disease activity in Crohn's Disease. Gut 19 (1978), 611 – 617

Fillit H. M. et al.: Antivascular antibodies in the sera of patients with senile dementia of the Alzheimer's type. J. Gerontol. 42 (2) (1987), 180 – 184

Ho-Yen D. O., R. W. Billington, J. Urquhart: Natural Killer Cells and the Post Viral Fatigue Syndrome. Scand. J. Infect. Dis. 23 (1991), 711 -716

Neuhofer Ch., W. van Schaik, G. Stauder, W. Pollinger: Pathogenetic Immune Complexes in MS: Their Elimination by Hydrolytic Enzymes. A Therapeutic Approach. International Multiple Sclerosis Conference Rome, 1988, Monduzzi Editore S.p.A., Bologna.

Neuhofer Ch.: Autoimmunerkrankungen: Multiple Sklerose, Amyotrophe Lateralsklerose, Colitis ulcerosa. Erfahrungsheilkunde 38 (1988), 451

Neuhofer Ch.: Enzymtherapie bei Multipler Sklerose. Hufeland Journal (1986), 47

Neuhofer Ch.: Systemische Enzymtherapie bei Encephalomyelitis disseminata. Der prakt. Arzt (1991), 702

Radvila A.: Die große Müdigkeit des Menschen – Psychosoziale und kulturelle Aspekte. Therapeutische Umschau 48 (1991), 756 – 761

Ransberger K., W. van Schaik: Enzymtherapie bei Multipler Sklerose. Der Kassenarzt 41 (1986), 42

Wakefield D., A. Lloyd, A. Brockman: Immunoglobulin subclass abnormalities in patients with chronic fatigue syndrome. Pediatr. Infect. Dis. J. 9 (1990), 50 – 53

Wilke W. S.: Chronic Fatigue and Immune Dysfunction. Cleveland Clinic Journal of Medicine 59 (1992), 123 – 124

Tumoren

Barrett A. J.: Proteinases in mammalian cells and tissues. Elsevier / North Holland Biomedical Press, 1977

Baumgartner G., M. Baumgartner: Ergebnisse einer Pilotstudie mit Hyaluronidase als Zusatz zur zytostatischen Therapie bei malignen Erkrankungen. Wiener klinische Wschr. 97 (1985), 148

Beaufort F.: Reduzierung von Strahlennebenwirkungen durch hydrolytische Enzyme. Therapeutikon 10 (1990), 577 – 580

Buch S. P. et al.: A prospective study of circulating immune complexes in patients with breast cancer. Intl. J. of Cancer 41 (1988), 364 – 370

Buch S. P. et al.: Human lung cancer – a comparative study of the levels of circulating immune complexes in pulmonary blood draining the tumor area and peripheral venous blood. Intern. J. Ca. 42 (1989), 837 – 840

Daum H.: Anwendung von WOBE-MUGOS® in der Therapie maligner Tumoren. Vortrag anläßl. d. III. Kolloquiums über WOBE-MU-GOS®, Nürnberg. MUCOS Pharma GmbH, Geretsried 1968

De Forge L. E., D. T. Nguyen, S. L. Kunkel et al.: Regulation of the pathophysiology of tumor necrosis factor. Journal of Laboratory and Clinical Medicine 116 (1990), 429 – 438

Desser L., A. Rehberger: Induction of Tumor Necrosis Factor in Human Peripheral-Blood Mononuclear Cells by Proteolytic Enzymes. Oncology 47 (1990), 475

Digel W., W. Schöninger, M. Stefanic et al.: Receptors for tumor necrosis factor on neoplastic B-cells from chronic lymphocytic leukemia are expressed in-vitro but not in-vivo. Blood 76 (1990), 1607 – 1613

Dorrer R.: Stellungnahme zur Therapie maligner Tumoren mit Wobe-Mugos-Präparaten. Erfahrungsheilkunde XIV 8 (1965), 373 – 377

Engelmann H., H. Holtmann, C. Brakebusch et al.: Antibodies to a soluble form of a tumor necrosis factor (TNF) receptor have TNF-like activity. The Journal of Biological Chemistry 265 (1990), 14497 – 14504

Esparza I. et al.: Inhibition of macrophage tumoricidal activity by immune complexes and altered erythrocytes. J. Immunol. 131 (1983), 2117 – 2121

Freund E., G. Kaminer: Biochemische Grundlagen der Disposition für Karzinome. Springer Verlag Wien, 1925

Gifford G. E.: Tumor necrosis factor. Microbiol.Sci. 5 (1988), 104 – 107

Grimminger A.: Enzymtherapie bei Thoraxerkrankungen. Erfahrungsheilkunde 1 (1971), 18

Hellström I., K. E. Hellström: Micro-cytotoxicity assay of cell mediated tumor immunity and blocking serum factors. In: Bloom R. B., J. R. David (Hrsg.): In-vitro methods of cell mediated and tumor immunity. London, 1976

Hoffmann P.: Fortschritte in der Krebstherapie. Reihe TW-Magazin (Hrsg.): Therapiewoche 38 (1988)

Hohmann H.-P., R. Remy, M. Brockhaus et al.: Two dexferent cell types have different major receptors for human tumor necrosis factor (TNF). The Journal of Biological Chemistry 264 (1989), 14927 – 14934

Ishibashi K., K. Ishitsuka et al.: Tumor necrosis factor-ß in the serum of adult T-cell Leukemia with hypercalcemia. Blood 77 (1991), 2451 – 2455

Jones E. Y., D. I. Stuart, N. P. C. Walker: Structure of tumor necrosis factor. Nature 338 (1989), 225 – 228

Keim E., S. Al-Yousef, K. Wachtar: Methode zur Minderung der Lymphstauung am Arm nach

Behandlung des Mamma-Karzinoms. Röntgenberichte 1 (1972), 45 – 50

Kim J. P. et al.: J. Korean Surg. Soc. 23 (1981)

König W.: Enzymtherapie bei Virusinfekten und Karzinomen. Erfahrungsheilkunde 38 (1989), 455 – 459

König W.: Erfahrungen der Robert-Janker-Klinik, Bonn, mit systemischer Enzymtherapie und emulgierten Vitaminen. Acta medica empirica 37 (1988), 11

Laffaioli R. V. et al.: Prognostic significance of circulating immune complexes in a long term follow up of breast cancer patients. Oncology 45 (1988), 337 – 343

Larrick J. W.: Therapeutic Enzymes for Cancer, Special Presentation, Biologic Response Modifiers Symposium, Tulsa, Oklahoma, October 1992

Leskovar P.: Neuartige immuntherapeutische Modelle bei neoplastischen Erkrankungen des Urogenitaltraktes unter besonderer Berücksichtigung des Blasenkarzinoms. Allger. Immunol. 35 (1989), 249 – 251

Leskovar P.: Neuartige Therapiekonzepte bei Tumoren und AIDS. Selecta 24 (1988), 1750 – 1751

Leskovar P.: Spielt die anhaltende immunsuppressive Lage nicht nur bei der Tumorentwicklung, sondern auch bei der Auslösung von autoimmunen und allergischen Erkrankungen eine kausalgenetische Rolle? Teil I und II. Dtsch. Ztschr. f. Onkologie 5 u. 6 (1991)

Malik S. T. A., D. B. Griffin, M. S. Naylor et al.: The complex effects of recombinant tumor necrosis factor-alpha in human ovarian cancer xenograft models. Cytokines and Lipocortins in Inflammation and Differentation, Wiley-Liss. Inc. 1990, 393 – 403

McGinness J. E., B. Grossie, P. H. Proctor et al.: Effect of dose schedule of vitamin E and hydroxethylruticide on intestinal toxicity induced by adriamycin. Physiological Chemistry and Physics and Medical 18 (1986), 17

Messerschmidt G. L. et al.: Protein A immunadsorption in the treatment of malignant disease. J. of Clin. Oncology 6 (1988), 203 – 212

Micksche M.: Biomodulatoren in der Krebstherapie. In: Wrba H. (Hrsg.): Kombinierte Tumortherapie. Stuttgart 1990

Nielsen L. R. et al.: Analysis of the decereased NK (natural killer) activity in lung cancer patients, using whole blood versus separated mononuclear cells. J. Clin. Lab. Immunol. 29 (2) (1989), 71 – 77

Old L. J.: Der Tumor-Nekrose-Faktor. Spektrum der Wissenschaft (1988), 42 – 51

Oldham R. K.: Principles of cancer biotherapy. Raven Press, New York, 1991

Oliff A.: Pathophysiology of TNF/Cachectin administered to nude mice. Cytokines and Lipocortins in Inflammation and Differentation, Wiley-Liss. Inc. 1990, 385 – 391

Ostade X. V. et al.: Human TNF mutants with selective activity on the p55 receptor. Nature 361 (1993), 266 – 269

Perez C., I. Albert, K. DeFay et al.: A nonsecretable cell surface mutant of tumor necrosis factor (TNF) kills by cell-to-cell contact. Cell 63 (1990), 251 – 258

Ransberger K., K. Maehder: Die Bedeutung der Therapie mit proteolytischen Enzymen als Bestandteil einer Krebsbehandlung. Österr. Zschr. Erforschg. u. Bekämpfg. Krebskrankh. 28 (1973), 5 – 6

Rokitansky O.: Brustkrebs – Hilft nur die Radikaloperation? Apotheker Journal 10 (1983), 56 – 62

Rokitansky O.: Die operative Behandlung des Mamma-Carcinoms mit adjuvanter Enzymtherapie. Dr. Med. 1 – 2 (1980 a), 16 – 24

Rokitansky O.: Präoperative Tumortherapie zur Verbesserung der Heilungsergebnisse beim Mammakarzinom. Krebsgeschehen 5 (1980 b)

Rosanova A.: Der gegenwärtige Stand der Enzymtherapie bei malignen Tumoren. Ärztl. Praxis XVI 36 (1964), 1442 – 1444

Runowicz C. D. et al.: Immune complexes in ovarian carcinoma. Gyn. Oncology 32 (1989), 350 – 353

Schedler M., A. Lind, W. Schätzle, G. Stauder: Adjuvant Therapy with Hydrolytic Enzymes in Oncology — a Hopeful Effort to Avoid Bleomycinum Induced Pneumotoxicity ? Journal of Cancer Research and Clinical Oncology 116 (1990), 1

Scheef W.: Gutartige Veränderungen der weiblichen Brust. Therapiewoche (1985), 5090

Schindl R., K. Mayer: Lokale Enzymtherapie maligner Pleuraergüsse. Wien. klin. Wschr. 85 (1973), 853 – 854

Smith R. A., C. Baglioni: The active form of Tumor Necrosis Factor is a trimer. J. Biol. Chem. 262 (15) (1987), 6951 – 6954

Stauder G., F. Beaufort, P. Streichhan: Strahlentherapeutische Nebenwirkungen bei Abdominalkrebspatienten und deren Reduktion durch hydrolytische Enzympräparate. Dtsch. Zschr. Onkol. 23 (1991), 7 – 16

Streichhan P., R. Inderst: Konventionelle und enzymtherapeutische Maßnahmen bei der Behandlung brustkrebsbedingter Armlymphödeme. Der prakt. Arzt, (1991)

Wrba H.: Krebstherapie mit proteolytischen Enzymen. In: Wrba H. (Hrsg.): Kombinierte Tumortherapie, S. 131 – 145, Hippokrates-Verlag, Stuttgart 1990.

Stichwortverzeichnis

A

α2-Makroglobulin 26, 62, 140
AAT 26
Abwehrreaktionen 71
Abwehrsystem 97
Abwehrzellen 137
Acetylsalicylsäure 31, 66
Adenosinmonophosphat 42
Adhäsionsmoleküle 122, 129, 141
    CD 44 61
    CD4-Rezeptoren 104
    ICAM – 1, ICAM – 2 59
Adnexitis 80
AIDS 103
Akrosin 43
aktives Zentrum 13
Aktivitätsoptimum 15, 25
akute Pankreatitis 82
Alveolar-Makrophagen 49
Alveolen 49
Aminosäuren 11, 42, 45
Aminosäuresequenz 12, 25
AMP 42
Amylase 37, 57
Amyotrophe Lateralsklerose 118
Angina pectoris 89
Anhaftmoleküle 59
Ankylose 110
Antibiotika 34, 74, 78, 79
Antigen 47, 71, 74, 86
Antigen-Antikörper-Komplexe 56
Antigenerkennung 46
Antigenstruktur 98
Antikoagulantien 135
Antikörper 48, 52, 53, 99, 106, 122
    A, M, G und E- Klasse 53
Antikörperbindungsregion
    C_H2-Region 58
Antikörperfraktionen 45
Antiproteinasen 26, 28, 51
Apherese 120
Arterienverkalkung 89
Arterienwand 91
Arteriosklerose 88, 89
Arthritis
    reaktive 106
    rheumatoide 106
Arthrose
    Chondroprotektiva 115
    Enzyme 115
    Therapie 114
Asparaginase 137
Atemwegserkrankungen
    chronische Bronchitis 78

chronische Nasennebenhöhlenentzündungen 79
Emphysem 78
Atherosklerose 89
    Risikofaktoren 90
Atmungskette 41
Autoaggressionserkrankungen 74, 106
Autoantikörper 91, 117, 120
Autoimmunerkrankungen 34, 44, 48, 65, 91, 99, 104
    Amyotrophe Lateralsklerose 118
    autoaggressive Reaktionen 99
    Autoantikörper 99
    Colitis Ulcerosa 119
    Dermatomyositis 118
    Guillain-Barré-Syndrom 118
    Morbus Crohn 119
    Multiple Sklerose 118
    Myasthenia Gravis 118
    Polymyositis 119
Autoimmunreaktion 104

B

Bauchspeicheldrüse 20
Bauchspeicheldrüsenentzündung 82
Biokatalysatoren 11
Biological Research Institute 21
Biological Response Modifiers 34, 38, 102, 104
Biomoleküle 39, 40, 45
    Aminosäuren 40
    Fettsäuren 40
    Nukleinsäuren 40
    Zucker 40
BKS 73, 111
Blasenentzündung 81
blocking factors 137
Blutergüsse 74, 84
Bluterkrankheit 45
Blutfettwerte, Verbesserung 92
Blutgerinnsel 88
Blutgerinnung 18, 26, 59
Blutklebstoff 44, 135
Blutkörperchensenkungsgeschwindigkeit 73, 111
Blutplättchen 88
Blutplättchenaggregation 90
Blutverdünnungsmittel 66
Blutviskosität 65, 79, 84
B-Lymphozyten 46, 53, 107
Botenstoff 60
BRM 34, 38, 102, 104
Bromelain 37, 137
Bronchitis, chronische 78
Brustkrebs 61
Bursa-Äquivalent 46

C

cancer-cell-stickiness 135
CD4-Rezeptoren 104
C_H2-Region 54, 55, 58
Chemotherapie 132, 142
Cholesterinwerte 92
Chronique Fatigue Syndrom 100
chronische Entzündung 74, 116
chronische Nasennebenhöhlenentzündungen 79
chronische Pankreatitis 82
chronische Polyarthritis 106
chronische Sinusitis 79
    Mineralstoffe 80
    operative Behandlung 79
    Vitamine 80
Chymotrypsin 37, 137
Coenzym 14
Colitis Ulcerosa 119
Cytochrome 41

D

Debris 67, 72
Degenerativer Gelenkrheumatismus
    Arthrose 113
Dermatomyositis 118
Desoxyribonukleinsäure 24, 42
Detritus 50, 67
Dextranpolymere 85
Diabetes mellitus 43, 82
Dickdarmkrebs 61
DNA 24
DNS 42
Dosierung v. Vitaminen 77
Durchblutungsstörungen 66

E

EBV 100
Effektkinetik 31
Eingriffe, zahnchirurgische 84
Eiweißallergie 33
Eiweißmolekül 25
Eiweißzerfallsprodukte 72
Elektrotherapie 116
Embolien 93, 135
Emphysem 78
Endothel 89
Endothelzellen 59
entzündlicher Gelenkrheumatismus 105, 106
Entzündung 71, 73, 74
    akute 74
    bakterielle 78
    chronische 74
    der Atemwege 78
    der Eierstöcke 80
    klassische Entzündungszeichen 71, 72
    perakute 74
    subakute 74
Entzündungshemmer 86

Entzündungsmediatoren 66, 75
    Histamin 66
    Kinine 75
    Prostaglandine 75
Entzündungsprodukte 67
Entzündungsreaktion 66, 72
    Blutkörperchensenkungsgeschwindigkeit 73
    Eiweißzerfallsprodukte 72
    Fieber 73
Enzymaktivität 20, 27, 30
Enzym–Antiproteinase-Komplexe 26
Enzymbehandlung 22
Enzymdefekterkrankungen 18
Enzymdiät 34
Enzyme 11, 14, 16, 25, 40, 76
    anabol 14
    Dosierung 32
    eiweißspaltende 21, 25
    immunregulierende Wirkstoffe 38
    katabol 14
    katalytische Fähigkeiten 40
    Nebenwirkungen 32
    Nomenklatur 16
    proteolytische 18, 32, 34, 44, 51, 61, 62, 66, 67, 68, 74, 79, 83, 108, 112, 129, 135, 140, 142, 143
        Adhäsionsmoleküle 68
        Antibiotika 68
        Blutplättchen 68
        Durchblutung 68
        Entzündungsmediatoren 68
        Fibroblasten 68
        Komplementkaskade 68
        Makrophagen 68
        NK-Zelle 68
        Ödem 68
        Phagozytoseleistung 68
Enzymeigenschaften
    Aktivitätsoptimum 15
    Substratspezifität 13, 15, 24
    Wirkspezifität 15
Enzyminjektionen 33
Enzym-Klassen 16
    Hydrolasen 16
    Isomerasen 16
    Ligasen 17
    Lyasen 16
    Oxydoreduktasen 16
    Transferasen 16
Enzymkombinationen 25
Enzymkombinationspräparate 22, 27, 32, 33, 86, 143
Enzymkommission 11
Enzymmoleküle 30
Enzymnachweis
    Gel-Elektrophorese 30
    Isotope 30
Enzymresorption
    Persorption 29

Pinozytose 29
Resorption radioaktiv markierter Enzyme 30
Enzymstruktur
    aktives Zentrum 13
    Aminosäuren 11
    Aminosäuresequenz 12
    Coenzym 14
    Holoenzym 14
    Molekülgruppen 11
Enzymsystem 25, 41
    Atmungskette 41
    Zitronensäurezyklus 41
Enzymtabletten 29
Enzymtherapie 102
    Ursprünge 19
Enzymwirkung
    proteolytische Enzyme 68
    Vehikeleffekt 77
Epstein-Barr-Virus 100
Erythrozyten 44, 66
Escape-Mechanismen 135, 138

F
Fasten 110
Fibrin 44, 72, 92, 135, 141
Fibrinbildung 67
Fibrinnetz 66
Fibrinogen 44, 65
Fibroblasten 59, 67
Fibrome 143
Fieber 73, 81, 103, 134
Frakturreposition 84
Freund-Feind-Erkennung 58
functio laesa 72

G
Gedächtnis-B-Zellen 53
Gefäßerkrankungen 88, 90
    arterielle Thrombosen 88
    Venenthrombosen 88
Gel-Elektrophorese 30
Gelenkentzündungen 112
Gelenkschmerzen 105
Gelenkverschleiß 113
genetische Disposition 64
Gerinnung 44
Gerinnungsstörungen 33
Gerinnungssystem
    Plasmin 26
    Thrombin 26
Gewebemakrophagen 49, 66
Geweberezeptoren 107
Glomerulonephritis 57
Good-Pasture-Syndrom 120
Granulozyten 51
Guillain-Barré-Syndrom 118
Gürtelrose 100, 101

H
Hämatome 74
Hämoblastosen 137
Hämophilie 45
hämorrhagische Autolyse 82
Harnwegsinfekte 81
HDL-Fraktion 92
Helfer-T-Zelle 48, 53
Heparin 94
Hepatitis-Virus 106
Herpes zoster 102
    Therapie 102
    Zoster generalisatus 102
    Zoster intercostalis 101
    Zoster ophthalmicus 101
    Zoster oticus 101
Herpes-simplex-Virus 99
Herpesviren 100, 102
    Varicella-Zoster-Virus 100
Herzinfarkt 89
HIV-Infektion 103
HLA-Antigen 121
HLA-B27-Antigen 110, 111
HLA-DR2-Antigen 121
Hodgkin-Lymphome 137
Holoenzym 14
Hüftdysplasie 113
Hydrolasen 16, 18, 23
    Esterasen 18
    Glykosidasen 18
    Proteasen 18

I
IL-Konzentrationen 123
Immunabwehr 46, 48, 134
    Antikörper 46
    Granulozyten 46
    humorale 52
        Antikörper 53
        B-Lymphozyten 53
        Komplement-System 53
    humorales Immunsystem 46
    Komplement-Proteine 46
    Monozyten 46
    natürliche Killer-Zellen 46
    T-Lymphozyten 46
    Zellbotenstoffe 46
    zelluläre 47
        Helfer-T-Zellen 48
        Killer-Lymphozyten 47
        Memory-T-Zellen 47
        T-Lymphozyten 47
    zelluläres Immunsystem 45, 46
Immunglobuline 45, 52, 129
Immunglobulin-Superfamilie 45, 59
Immunhomöostase 63, 64, 117
Immunkomplexe 50, 56, 57, 75, 76, 79, 91, 99, 103, 106, 107, 117, 120, 122, 137

Immunmodulatoren 38
Immunologie 71
immunologische Krebstherapie 131
Immunstimulans 77
Immunsuppressiva 127
Immunsystem 38, 45, 47, 52, 53, 63, 67,
    74, 75, 86, 97, 99, 103, 106, 132
    humorales 46
    Störung der Immunhomöostase 63
    zelluläres 45, 46
Immunzellen 62, 72
Insulin 43, 82
    Proinsulin 43
Interferon 58, 61, 129
Interleukine 61
    (IL) 1 62, 123
    (IL) 2 123
Isomerasen 16
Isotope 30

K
Katalysator 10, 11
Killer-Lymphozyten 47
Killer-Zellen 47, 50, 60, 67
Kollagenosen 117
Kollateralkreisläufe 96
Komplementaktivierung 54, 107, 117
Komplement-Kaskade 55, 58, 104, 107,
    124
Komplement-Proteine 52, 124
Komplement-Reaktion 57
Komplement-System 53
Kontrollenzyme 42
    DNA-Polymerase 42
koronaren Herzkrankheit 89
Kortikoide 79, 127
Kortison 80, 112
Krampfadern 88, 93, 94
Krebsentstehung 99, 132
Krebserkrankungen 44
    Abwehrzellen 137
    Fieber 134
Krebstherapie 130, 137
    Chemotherapie 142
    Strahlentherapie 142
    Systemische Enzymtherapie 142
Kupffer'sche Sternzellen 50

L
Langerhans-Zellen 49
Ligasen 17
Lipase 37, 57
Lipoproteine
    Cholesterinwerte 92
    HDL-Fraktion 92
    Triglyceridwerte 92
LPS 54
Lungenembolie 94
Lyasen 16
Lymphgefäßsystem 46

Lymphödem 96
    Brustoperationen 96
Lymphödemprophylaxe 143
Lymphozyten 51
    zellzerstörende 138
Lyse-Therapie 94

M
Makromoleküle 41
Makrophagen 27, 47, 48, 49, 50, 51, 60,
    61, 67, 98, 99, 120, 137, 138
maligne Erkrankungen 74
Mammakarzinom
    Lymphödemprophylaxe 143
Markscheide 122
Mastopathie 143
    Vitamine 144
Mediatoren 71, 138
Mediatorsubstanzen 66, 72, 86
    Histamin 86
    Prostanoide 86
Medizinische Enzymforschungsgesellschaft 23
Melanome 61, 137
Memory(Gedächtnis)-T-Zellen 47
Meniskektomie 84
Meniskusentfernung 84
Metastase 140
Metastasenbildung 59, 135
Metastasenhemmung 140
Metastasenrisiko 140
Metastasierung 61
Mikrothromben 90, 95
Mikrozirkulation 65
Milz 46
Mineralien 76
    Dosierungen 77
    Magnesium 76
    Selen 76
    Zink 76
Mineralstoffe 76, 80
Mitochondrien 41
Molekülgruppen 11
Molekülstrukturen 58
    Rezeptoren 58
Monokine 61
Mononucleosis infectiosa 100
    Epstein-Barr-Virus 100
mononukleär-phagozytäres-System 50
Monozyten 48, 62
Morbus Bechterew 110
Morbus Crohn 119
Morbus Reiter 112
MPS 50, 51, 56
Multiple Sklerose 118, 120, 123
    Diagnose 126
    Therapiemöglichkeiten 127
    Verlauf 123
multiples Myelom 142
Muskelkater 87
Muskelpumpe 92

Myasthenia Gravis 118
Myelin-Immunkomplexe 123
Myelinscheide 121, 122

N

Nasenscheidewandverkrümmung 79
natürliche Killer-Zellen 51, 99, 137
Nervenentzündungen 57
Nervenzelle 122
Neuramidase 137
nichtsteroidale Antiphlogistika 80, 86
nichtsteroidale Antirheumatika 108, 111
Nierenentzündungen 57
NK-Zellen 51
Non-Hodgkin-Lymphome 137
Noxen 71, 73, 74, 79
NSAR 80, 86, 108, 111
Nukleotide 42

O

Oberflächenantigene 58
Oberflächenmoleküle 58, 104
Oberflächenrezeptoren 62
Ödem 34, 67, 74, 76, 82, 94, 114
Onkogene 24
operative Eingriffe 33
Osteosynthese 84
Oxidation 41
Oxydoreduktasen 16

P

Pankreatin 37, 57
Papain 37, 57, 137
Peloide 116
Pepsin 10, 29
Periarthropathie 115
Persorption 29
Pfeiffer'sches Drüsenfieber 100
Phagozytose 48, 50, 56, 67, 75, 86, 95,
    103, 120, 123
Phagozytoseleistung 52, 76
Phlebitiden 135
Phlebothrombose
    Lyse-Therapie 94
Pinozytose 29
Plasmaeiweiß 95
Plasmapherese 120
Plasmaproteine 66, 75
Plasmazellen 107
Plasmin 26, 88
Plasminaktivator 94
Polymere 138
Polymyositis 119
Polyradikulitis 118
postthrombotisches Syndrom 94
Postzosterneuralgie 101, 102
proktologische Operationen 85
Prostatitis 81
    akute Prostataentzündung 81
    chronische Prostatitis 81

Proteasen 15, 19, 23, 24, 31, 64
Protein-A-Adsorptionsverfahren 120
Proteinmoleküle 16, 25, 29
Proteinmolekülfamilien 25
Protein-Superfamilien 45
    Immunglobulin-Superfamilie 45
Prothrombin 44
Psoriasis 111
Psoriasis Arthropathic 112
PTS 94
Pyelonephritis 81

R

Radikale 77
Radikalfänger 77, 128
radiogene Mukositis 143
Raucherbein 90
Reaktionen
    autoaggressive 99
    autoimmunologische 101, 113, 117
    immunologische 60, 73
Reaktionskaskade 41, 44, 54
Reaktionskette 53
Reparaturenzyme 24
    DNA-Polymerase 24
RES 50
Resorption radioaktiv markierter Enzyme 30
Retikulosen 137
Rezeptor 60
Rheologie 93
Rheumafaktoren 107
rheumatische Erkrankungen 104
    klassische Einteilung 105
rheumatoide Arthritis 106
Ribonukleinsäure 42
RNS 42

S

Salicylsäure 90
    Aspirin 90
    ASS 90
Scanning 51
Schlüssel-Schloß-Prinzip 14, 24, 56
Schwangerschaft 33
Sekretolytika 79
Septumdeviation 79
shedding 135, 136
Sinusitis, chronische 79
    Mineralstoffe 80
    operative Behandlung 79
    Vitamine 80
Sportmedizin 85
Sportverletzung 86
    Soforttherapie 86
    Vorsorge 86
Stammzellen 46
Steuermoleküle 26
    α1-Antitrypsin 26
    α2-Makroglobulin 26
Stoffwechselfunktionen 15

Stoffwechselschlacken 116
Strahlentherapie 132, 142
Streptokinase 94
Substitutionsbehandlung 28
Substratkonzentration 15
Substratmolekül 13
Substratspezifität 13, 15, 24, 25, 40
Synovialis 107
Systemische Enzymtherapie 18, 20, 28, 34,
    38, 65, 67, 69, 71, 75, 79, 80, 81, 83,
    84, 102, 117, 120, 129, 142
    Vorteile 84

T
Tennisellbogen 116
T-Helferzellen 103
Thrombin 26, 44
Thrombophlebitis 93
Thrombosen 44, 93, 94, 135
    arterielle 88
    Spätschäden 94
Thrombozyten 59, 88
Thrombozytenaggregation 66
Thrombozytenaggregationshemmer 33, 90
    Acetylsalicylsäure 66
Thymus 46
T-Lymphozyten 46, 47, 98, 117, 122, 138
TNF 61, 62, 68, 138
TNF-Konzentrationen 123
Tochtergeschwülste 140
TPC 94
Transferasen 16
Transportmechanismen 29, 30
Transportmoleküle 26, 29, 140
    α1-Antitrypsin 26
    α2-Makroglobulin 26
Transportproteine 15, 28, 51
    α1-Antitrypsin 51
    α2-Makroglobulin 51
Triglyceridwerte 92
Trypsin 31, 37, 57, 137
Tumor-Escape-Mechanismen 134
Tumor-Nekrose-Faktor 61, 123, 138
Tumorzellantigene 136
Tumorzellen 61, 131, 134
    Immunogenität 131

U
Ulcus cruris 19, 91, 94
Ultraschall 116
Unfruchtbarkeit 80
Urkomplement-System 54

V
Varicella-Zoster-Virus 100, 102
Varikosis 88, 93, 94
Varizellen 100
Vehikeleffekt 77
Venen, Kollateralkreisläufe 96

Venendruckmessung 94
Venenentzündung 94
Venenerkrankungen 92
    Thrombophlebitis 93
Venenklappen 92
Venensystem 95
Venenthrombose 88, 94
Venenverschlußplethysmographie 94
Verdauungsenzyme 28, 82
    Pepsin 10
Verdauungsstörungen 18
Verletzungen 83, 85
    chirurgische Nachsorge 83
Viren 61, 96, 99
    Krebsviren 99
    Tumorviren 99
Virostatika 102
    Aciclovir 102
Virusinfektion 113, 123
Vitamin A 76, 77, 80, 82, 111, 112
Vitamin C 76, 77, 80, 82
Vitamin E 76, 77, 80, 82, 111, 128, 143
Vitamine 76, 103, 110
Vitronektin 61, 141
VZV 100, 102

W
Weichteilrheumatismus 115
    Therapie 116
    Ursachen 116
Windpocken 100
Wundheilungsvorgänge 91

Z
Zellbotenstoffe 38, 52, 58, 61, 62, 129
    Interleukin 62
    Tumor-Nekrose-Faktor 62
Zellbotenstoffsystem 123
Zellenentartung 99
Zellfragmente 67
Zellkraftwerke 41
Zelloberflächenmoleküle 60, 135
Zell-zu-Zell-Kontakt 138
Zitronensäurezyklus 41
Zivilisationskrankheiten 65
Zoster 101
Zoster generalisatus 102
Zoster intercostalis 101
Zoster ophthalmicus 101
Zoster oticus 101
Zystitis 81
Zytokine 38, 52, 61, 67, 129
    Interferone 38, 61
    Interleukine 38
    Tumor-Nekrose-Faktor 38, 61
Zytokinsystem 62, 123
Zytostatika 34, 109, 112, 127
zytotoxische Zellen 47